不挨餓、不用喝油、醣質不超標

低醣‧生酮

常備菜80道

吃進優質肉類‧海鮮‧酪梨‧好油脂，
家常口味的生酮常備食譜

資深料理講師&生酮實踐者 彭安安／食譜設計
成大醫院斗六分院營養師 賴美娟／食譜審訂

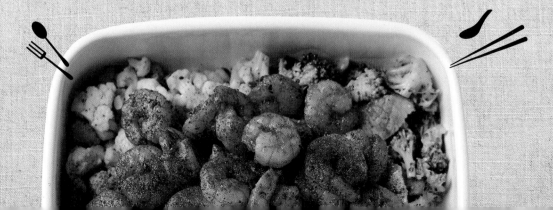

我的「生酮飲食」之旅

在 2017 年初，我把在 2015 年放長假時因為好奇而開始大量研究閱讀相關文獻的「生酮飲食法」，以自身作為實驗，並得到了令人驚豔的成果！最值得注意的並不是我的體重減少了將近 10 公斤，而是我的空腹血糖下降了許多，我的口慾變更小了！我的皮膚變乾淨透亮了！隨著體脂肪的下降，後期搭配持續單一的運動救回了我原有的馬甲線！簡單地說，我的第一次生酮飲食實驗是非常成功的。

我的生酮不等於你的生酮

實驗過程中，我把我的碳水化合物攝入量，限制在約 20 克。我的禁食糖原本就一直保持在自我控制下，生酮飲食對於想控制血糖的人來說肯定是非常有效的，但是大部分人很難戒斷糖或是因為不了解拆解食物成分而避免掉。

我每天早上及晚上各量測一次體重，一直期待在實驗過程中甩掉一些不需要的脂肪。看著我每天的體重數字，我對結果很滿意！因為每天下降而且沒有一天回升！我知道比體重更重要的是身體脂肪百分比，即使體重增加或維持，只要身體脂肪百分比下降，也正在降脂肪，身體的整體組成正在改善，身體脂肪百分比呈下降趨勢也很健康！

「生酮飲食」教我認識了身體機制

作為生酮飲食的初學者，我讀過的文獻讓我了解胰島素和體重增加之間的關係。若是想利用生酮飲食法減肥的人，最好的辦法不是專注於限制卡路里，而應考慮設法限制身體的胰島素反應。限制胰島素釋放的最佳方法是限制會刺激你的血糖的食物，用來自健康脂肪的高熱量的血糖（精細碳水化合物，如穀物、水果等）的熱量替代食物，從而使血糖保持低水平，保持你的飽足感。

此外，體重和身體脂肪減少可能歸因於：我的身體開始燃燒脂肪而不是葡萄糖，這是許多益處之一。當我的酮水平增加時，我的胃口減少了。酮被認為是一種天然食慾抑制劑，我發現在一個月的過程中，我的食物渴求較少，吃東西後也很快得到飽足感，很難想像吧？

學習製作常備菜，聰明簡化備餐法

　　想要嘗試生酮飲食的人最常會問：「每天要吃什麼？要如何補足所需的油脂？」如果太麻煩、太費工，就容易讓人放棄。我在生酮飲食之中，找到了屬於自己的聰明常備料理法，像是在製作晚餐時直接料理兩份，一份冷藏保存作為第二天的午餐，早餐如果不餓，喝防彈咖啡就已足夠，不僅節省了時間和金錢，還提高了酮水平，也能幫助做到間歇性禁食。

　　或是晚餐吃入足夠的脂肪，並在天黑前用餐完畢，睡眠睡飽 8 小時，隔天的早餐到公司再吃，這樣就能間隔 16 個小時以上的自然禁食，也是我自己施行最有效的方法。

　　我融合了自身的低醣生酮飲食經驗，設計了 80 道簡單就能完成的家常料理，偶爾有時間、有興致下廚時，也可以料理出有如餐廳級的豪華美味。這本書從肉類、海鮮料理到甜點、飲品，提供了多種選擇，但共同的特性就是都很美味、家常且易做，希望這本書能帶給嘗試低醣、生酮飲食的讀者多變美味的每一天。

資深料理講師＆生酮實踐者

彭安安

目錄

Part 1 好油脂醬料 —— 自製優質醬料，輕鬆補充大量油脂

Part 2 肉類 —— 運用多種肉品，餐餐變化不同吃法

[豬肉]

Part 3 海鮮 —— 補充足夠蛋白質，美味營養不挨餓

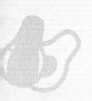

什麼是「低醣生酮飲食」？

減少碳水化合物的攝取，提高油脂的攝取比例，
用油脂取代米飯麵食

　　「生酮飲食（Ketogenic Diet）」是藉由降低碳水化合物的攝取量，進而讓身體產生酮體的一種飲食方式。

　　在介紹「生酮飲食」之前，可先從「低醣飲食」論起。低醣飲食（Low Carbohydrate Diet）是指將每日的碳水化合物（註1）的攝取量控制在 50 ～ 100 公克左右，因而提高蛋白質與油脂的攝取量，藉以補充部分的碳水化合物作為身體的能量來源。將「低醣飲食」每日攝取的碳水化合物降低至 50 公克以下，身體只好燃燒脂肪作為能量，因此產生的代謝物酮體（ketone）濃度升高，可以用尿液試紙或血酮機驗出酮體，故名為「生酮飲食」。

　　低醣飲食和生酮飲食的共同性就是需要降低碳水化合物的攝取量，為什麼一般大眾對於這種不同於以往的飲食方式逐漸接受並願意嘗試？因為現代人的飲食習慣早已跟茹毛飲血的老祖宗大相逕庭，生活飲食中充滿了糖與澱粉，包括含糖飲料、糕餅甜點、米飯麵食、麵包饅頭、炸薯條等等，不僅攝取過量，加上運動量少無法順利代謝，長期失調下就造成像是心血管疾病、中風、糖尿病、代謝症候群、癌症、失智症、帕金森氏症等層出不窮的文明病產生。

註 1：這裡說的碳水化合物，指的是「淨碳水化合物」。膳食纖維不會被人體吸收，不會升高血糖，不用計算在內。「淨碳水化合物」等於「總碳水化合物－膳食纖維」的量）。

各種飲食法的營養成分比較

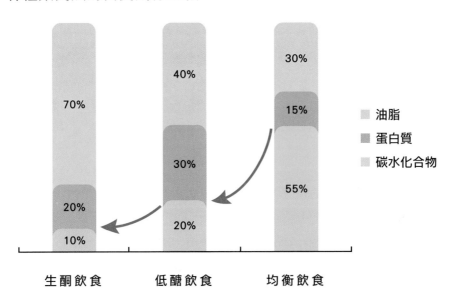

油脂
蛋白質
碳水化合物

生酮飲食　　　低醣飲食　　　均衡飲食

哪些人不能實行「生酮飲食」？

一、有脂質代謝異常的人。

二、正在服用降血糖藥或施打胰島素的糖尿病患者，如採取低醣生酮飲食法，可能會造成低血糖，必須減少藥量，請務必與主治醫生諮詢評估執行的可能。

「低醣生酮飲食」的好處

遠離心血管疾病、精神變好了、成功瘦下來了！

生酮飲食產生的酮體，對腦細胞有保護作用，從一九二〇年代就用來治療小孩子對藥物無效的嚴重癲癇，近年來又發現可以治療失智症及帕金森氏症。還有減肥減脂、穩定血糖、增加胰島素敏感度等多種好處。

根據許多知名的醫學研究文獻指出，少吃糖、澱粉這些所謂的主食，對身體可以有以下效果：

1. 遠離心血管疾病
2. 增加免疫力
3. 減少癌症機會（因為大多數癌症細胞比正常細胞更需要糖來滋養）
4. 減少過敏
5. 減少失智症（又稱第三型糖尿病，與糖、澱粉有關）
6. 降低脂肪肝
7. 減少糖尿病、代謝症候群的機會（因為血糖不會飆高）
8. 減重減肥

實際上，「低醣生酮飲食」如果好好實行，也可以看到以下的情形：

❶ **降低疾病風險**：糖化血色素（HbA1c）下降、三酸甘油酯（TG）下降，高密度脂蛋白（HDL）上升，這三個指標的改變都代表心血管疾病、糖尿病及代謝症候群的風險下降。

註：總膽固醇 Total cholesterole 及低密度脂蛋白（LDL）僅供參考，因為兩者都混有好壞膽固醇，無法從數值升降來評估風險。LDL 其實還分成 typeA 及 B，其中 typeB 才跟心血管疾病有正相關，typeA 較為中性。

❷ **精神變好**：不易因為血糖波動（吃糖及澱粉的副作用）而情緒波動，不會因為一時誤餐而大發脾氣或驚恐（身體已經能夠用體內的肝醣及脂肪調節血糖）。

❸ **有效減重**：體重自然下降，因為葡萄糖代謝歸於正常，不會儲存為體脂肪。

❹ **血壓降低**：因為糖與澱粉造成胰島素上升，會將鹽分及水分留在身體，血壓自然升高。不吃糖跟澱粉後，鹽分及水分會排出，自然有利尿的效果。血壓降低後，記得要吃鹹一點，否則會因為鹽分流失沒有及時補充，造成頭暈無力甚至抽筋，情況嚴重時可補充鹽片。

低醣飲食的好處

低醣飲食不像生酮飲食必須攝取許多的脂肪，所以：

❶ 不用擔心血脂指數攀升。

❷ 沒有油吃太多，造成胃腸不舒服或便祕的問題。

❸ 不會因為脂肪攝取太多而無法減重，反而增重（脂肪 1 克 9 大卡，比起碳水及蛋白質熱量高很多）。

「低醣生酮飲食」
該怎麼吃？

什麼都可以吃，重點是食物的成分與攝取量

　　許多人因為自身需求，想開始實踐「低醣生酮飲食」，但往往感到茫然、不知從何開始，或是動輒得咎、害怕吃錯食物，總是會有「XX可以吃嗎？」、「怎麼吃才能生酮」等疑問。

　　其實實行「低醣生酮飲食」時，只要掌握以下幾個原則，任何食物都是可以吃的，重點在於了解每一種食物的成分構成，學會自行判斷並選擇，才能將「低醣生酮飲食」真正落實於生活中。

原則一　什麼都可以吃，但重點是碳水化合物的攝取量

　　進行「低醣生酮飲食」什麼都可以吃，但重點是要「低醣」。每天攝取的碳水化合物必須少於 50 公克，不過這也只是個平均參考值，每個人的體質不同，接受度也不同，像是有糖尿病體質或有遺傳基因者，可能攝取量要低至 20 克以內，較為保險；而天生異稟的人或是運動員，可以攝食到 70 克也沒問題。

　　光是進行「低醣飲食」，就可以達到「生酮飲食」百分之七十的好處，如減重、精神好、情緒穩定及改善血脂指數等，可以説是一種安全且沒有副作用的飲食法。

原則二　攝取足夠的蛋白質

　　根據 Stephen Phinney 醫師的著作裡，建議每人（每公斤體重）的蛋白質攝取量數值為 1 ～ 1.5 克。以體重 74 公斤的人為例，一天需吃 74 公克的蛋白質，約是 370 克的瘦肉（瘦肉 100 公克約有接近

20 公克的蛋白質），研究也顯示酮體可以減少蛋白質的氧化。且身體每次能運用的蛋白質有限，多餘的蛋白質也是用來糖值新生，所以不要過量攝取。

原則三　多吃好的油脂

　　「不吃碳水化合物」而且「多吃好的脂肪」，身體才有可能產生酮體，缺一不可。好的脂肪包括：草飼奶油（如安佳奶油）、冷壓椰子油、冷壓橄欖油、冷壓苦茶油、動物性脂肪（牛油、豬油、深海魚）、中鏈脂肪酸油（MCT oil，不能用於烹煮）等。防彈咖啡可以很容易的增加脂肪攝取，但下午兩點以後建議用去咖啡因的咖啡或其他飲品加上油脂，以免影響睡眠。

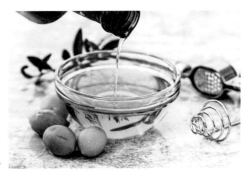

▶ 選擇優質的冷壓橄
　欖油，有助於生酮。

注意：脂肪攝食量高可以產生酮體，但因熱量高，體重也可能攀升，魚
　　　與熊掌有時無法兼得。脂肪攝取量的平衡點，請自行實驗斟酌。

如何計算碳水化合物、蛋白質的攝取量？

看懂食物營養成分、學會自行計算，生酮飲食不求人

　　如何計算碳水化合物及蛋白質的攝取量呢？並不是所有的食物外包裝都有清楚的成分標示，學會自行計算，才是最好的辦法。建議大家可至衛福部的「食品營養成分資料庫」網站查詢參考，學會如何計算碳水化合物、蛋白質的分量，就能知道什麼能吃、能吃多少了！

食品營養成分資料庫：

https://consumer.fda.gov.tw/Food/TFND.aspx?nodeID=178

Step1 進入網路頁面

進入「食品營養成分查詢」的頁面。

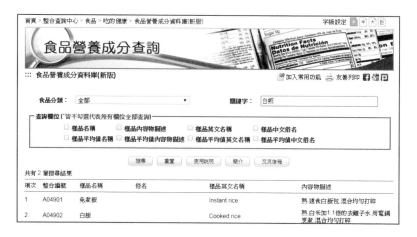

Step2 輸入食物名稱

在「關鍵字」的欄位裡，輸入欲查詢的食物名稱。

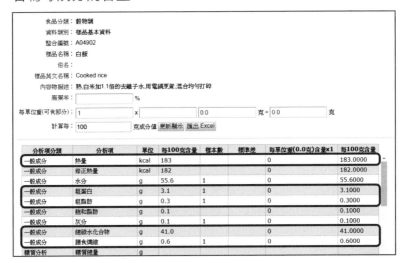

Step3 成分分析

可以看到每 100g 的食物裡，熱量、蛋白、脂肪、總碳水化合物等成分的含量。

Step4 自行算出「淨碳水化合物」

由上表可知，一百克的白飯，內含的「淨碳水化合物」＝「總碳水化合物」－「膳食纖維」＝ 41.0 公克－ 0.6 公克＝ 40.4 公克。一般來說 1 碗飯大約是 200 公克，就有 80.8 公克的「淨碳水化合物」，遠遠超過要達到生酮的限額 50 公克！

如何知道身體「生酮」了沒？

檢測出酮體，才代表生酮飲食真正實踐

　　低醣飲食與生酮飲食都需要大幅減少碳水化合物的攝取量，但是生酮飲食要看到身體產生酮體才算數，如果沒有產生酮體，就代表需要再調整飲食。

測量酮體的方法

測量身體產生酮體的多寡，有以下三種方法：

一、以血糖機測量血液中的酮體（BHB, beta-hydroxybutyrate）

　　此方法最能精準測量，一般建議較好的測量儀器是 Abbott 出品的 Precision Xtra 血糖機，可測量血糖及血酮，每測一次要花三美元（為試紙的價錢，血糖機約三十元美金，都可在 Amazon 網站購買。現在台灣也買得到，網路和各大藥局如杏一、維康、京紳、甜馨等都有販售尿酮試紙或血酮機／血酮試紙，請先打電話確認有貨，以免撲空）。測量方式為指尖或是身體其他部位採血，需要忍受一點點皮肉疼痛，還會因為採集的血量不足，導致失敗。

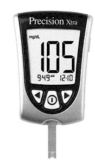

▲ Precision Xtra 血糖機

二、以試紙測量尿酮（Acetoacetate）

　　此為較粗略的測量法。當酮體越多，測試出來的試紙顏色就會越深。以試紙測試體內尿酮的方式，不用像血糖機需用針扎，且價錢便宜、購買容易（網路和各大藥局都有販售），在生酮適應期間中，不失為便宜又好用的檢測方式。

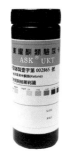

◀尿酮試紙

三、測量呼氣出來的酮體（Acetone）

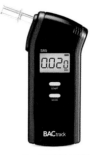

Ketonix 呼吸酮體檢測儀，可以測無限次、不會產生消耗元件。吹氣如果沒有酮體是顯示藍色，有酮體開始變色，先是綠色、黃色、最高是紅色。不過機器需從國外購入，大約需六、七千塊台幣，代價較高。且與血酮相比，差異極大，不建議使用。

▲呼吸酮體檢測儀

「生酮」需要花多久時間？

首先要先定義一下，什麼狀態才可以叫「生酮狀態」？就是血酮濃度至少要高於 0.5 mmol/l，而達到 1mmol/l 以上就算不錯，如果要達到 5mmol/l 則是要用斷食療法才能達到，可是對身體的益處並沒有增加很多，何況沒有人能夠一直斷食，所以長遠來說，能夠保持 1～3mmol/l 較為理想。

要讓身體穩定產生及應用酮體，需要兩、三個星期的適應期，叫做「生酮適應期」（Keto-adaptation）。適應期間因為身體沒有慣用的燃料（葡萄糖）可用（糖、澱粉的攝取量需少於 50 公克且蛋白質的量也需控制，才無法供應糖質新生），身體還沒辦法好好應用脂肪、酮體當燃料，就會覺得心神不寧（戒斷症候群），反而會一直想吃東西（像戒毒癮的人一樣），這時候可以一天多吃幾餐及加上點心，來度過這個適應期。不過要小心，不能吃碳水化合物，不然就前功盡棄了。過了適應期，食量自然會降低。

當你不吃碳水化合物，但是脂肪吃不夠多或蛋白質吃太多時，酮體依然會驗不出來，所以想要順利生酮，「多吃好的脂肪」是必要的。

生酮小叮嚀

實施生酮飲食是為了改善身心健康，提高生活品質，如果弄巧成拙，實在太不值得了。所以建議想要實行生酮或低醣高脂飲食的人，可以先做血脂血糖的檢測（三酸甘油脂，總膽固醇 /HDL/LDL，醣化血色素），實施一至兩個月後，一定要再去追蹤檢測，確認數據有改善，沒有異常的升高，確保身體的狀態。

生酮飲食實踐者的
生酮歷程

（男性 / 57 歲 / 執行低醣生酮飲食 5 年以上）

　　我不太愛計算蛋白質及脂肪的比率。過去曾為了減肥而減少卡路里的攝取，天天秤食物計算熱量，然後寫在大白板上，來激勵自己，結果體重從七十幾公斤減到六十四公斤。不過總不能一輩子都在紀錄自己每餐吃了什麼東西吧，這種遊戲，人生玩一次就夠了！

　　現在的原則是，每餐都要有適量的蛋白質，通常是肉或蛋（控制在 35 克蛋白質以內，肉的重量除以五就是蛋白質的重量，一顆蛋約有七克蛋白質），加上油脂（不會讓自己噁心反胃的量），菜葉類的青菜則不拘分量。

　　經過六個月的生酮飲食，前三個月努力加「油」期，幾乎兩天就會測一次血酮，大部分時間都在 0.5mmol/L 以上。

　　後三個月就不那麼逼迫自己吃油，但是食材一樣儘量選脂肪多的。自己煮的肉鍋，上面一定浮了一層椰子辣油。這時期就不用辣椒粉，是直接加剪碎的生辣椒，在平常吃的料理中，量力加肉、椰子辣油及堅果來吃，然後大約三、四天測一次血酮，結果還是每次都在 0.5 mmol/L 以上，甚至大於 1mmol/L，有時還回想不出自己做了什麼事或吃了什麼東西，而讓血酮升高。

後來發現防彈咖啡可以輕鬆的讓自己多攝取好的油脂（草飼安佳奶油、MCT 油、冷壓椰子油），多來幾杯，油脂的攝取就能達標，正餐的油脂就不須那麼要求了。當然，還是要測量尿酮或血酮來確認有沒有走偏。下午兩點以後，咖啡要改為無咖啡因的咖啡，或用有機可可、綠茶、紅茶來取代，以免影響睡眠。

　　我不喜歡純吃油（喝油），味道不好，也覺得像在吃藥，一點樂趣都沒有！我希望我的油脂跟食物及飲料結合在一起，才能長長久久！當你掌握食物的特性與原則，就能以這樣子的自由派吃法，不用天天作紀錄，又能保持在生酮狀態。

　　因為飲食習慣已經穩定，不用多費力氣努力，就能輕鬆達陣。有時心中會懷疑，自己是不是已經脫離生酮狀態，就再去測一下血酮，但每次都在理想值內，才放下心來。

　　當然，每個人體質不同，方法成效也都會不一樣。提供我個人這六個月來的生酮飲食歷程，給大家做一個參考，希望每個人都能輕鬆愉快的過「生酮」生活！

生酮拒吃 **7** 大不良食材

①
米麥製品

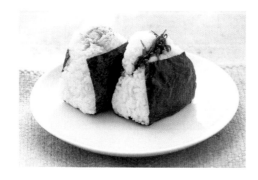

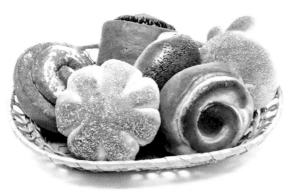

吃白飯、麵包，等於是把一匙一匙的砂糖往肚子裡吞？白飯的升糖指數（Glycemic index，簡稱 GI，代表吃進的食物會造成血糖上升速度快慢的數值）是 81、糙米 79、米餅 123、麥片粥 87、白麵包100、蕎麥麵包 92。只要 GI指數高於 55，就屬於較易導致血糖快速上升的食物。

2

馬鈴薯、地瓜製品

　　馬鈴薯、番薯、芋頭為澱粉類食物，相關的製品像是薯條、馬鈴薯泥等也都是生酮飲食的 NG 食物。

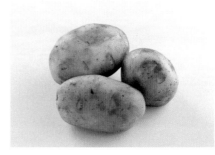

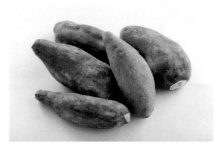

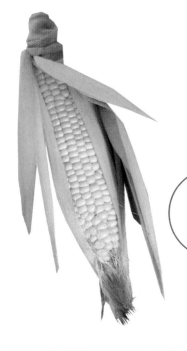

3

玉米、麥片、燕麥片

　　為穀類食物，碳水化合物的量很容易超標，所以要小心食用。

4

含糖食物 & 含糖飲料

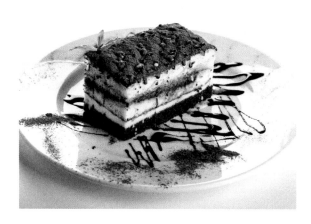

含糖食物相當全面且防不勝防,像是糕點、餅乾、點心、含糖巧克力、含糖飲料等充斥一般人的生活,其他像是以砂糖、冰糖去製作調味的滷味、蜜汁排骨等等,也需小心誤食。

5

油炸食物

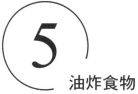

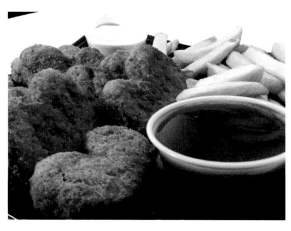

很多人以為生酮飲食需要補充油脂,就可以肆無忌憚的吃炸雞、炸物等等,但油炸食物在過度高溫烹調下,容易造成油品氧化變質,加上外食用油的品質堪虞,所以不建議食用。

6

甜度高的水果

　　像是香蕉、芒果、葡萄乾、罐裝的杏桃、水果乾等甜度高的水果，也應盡量避免。

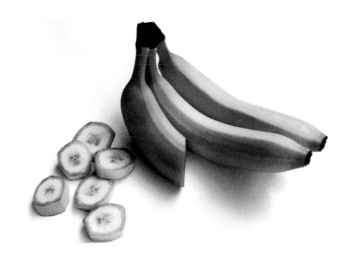

7

再製品、加工品

　　豆類再製品、魚板及火鍋料等。

生酮必吃 **10** 大安心好食材

1

好油脂

　　魚油或深海魚（養殖魚魚油含量低）、單元不飽和性脂肪（初榨橄欖油、冷壓苦茶油）及高品質飽和脂肪（草飼奶油如安佳奶油、冷壓椰子油、草飼肉品如紐西蘭、澳洲牛肉以及其他動物性油脂）。少吃富含讓人發炎的 Omega 6 植物油，如玉米油、大豆油或沙拉油等等。

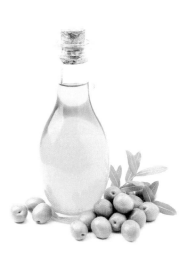

2

蔬菜類

　　尤其是綠色蔬菜，富含現在人普遍所缺乏的鎂。

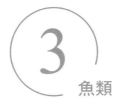

3 魚類

　　盡量選擇非養殖魚，Omega 含量較高。

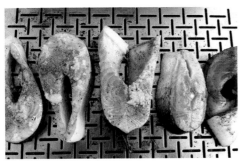

4 禽肉類

　　草飼牛肉（紐西蘭及非穀飼澳洲牛肉）為首選，其他禽肉亦以放牧飼養為佳。

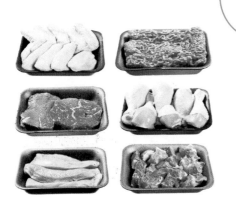

5 豆類

雖然富含蛋白質，但是仍然含有一定的碳水化合物，所以也要限量攝取。

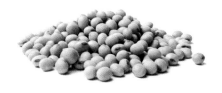

6 蛋

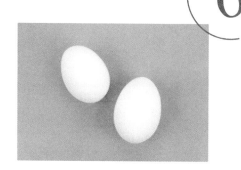

蛋裡有天然的維生素，也可以提供蛋白質與脂肪，而且可應用於多種料理中，非常方便。

7 不甜的水果

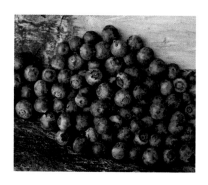

酪梨及有機深色莓果（如藍莓、蔓越梅、黑莓、覆盆子莓）。深色莓果富含抗氧化物，但是仍有少許果糖，所以也要限量攝食。

8

堅果

請選擇無調味堅果。不過堅果熱量高，建議每天攝取量不要超過一把。

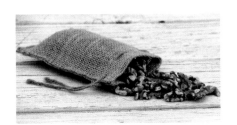

9

咖哩（含薑黃）

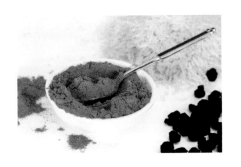

香料大部分含有的碳水化合物的含量都很少，可以多加利用在料理中。咖哩粉帶有香氣，可以用來提味。而薑黃是咖哩的主要香料之一，吃起來有點微微的苦味，有抗氧化、抑制發炎的效果。

10

好的代糖

執行「生酮飲食」時，如果想吃甜點，可以使用甜菊、赤藻糖、醇木糖醇及羅漢果糖，取代一般的砂糖。

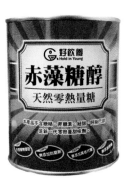

「生酮飲食」前，你要知道的事

營養師的低醣生酮飲食建議

　　自古以來營養學界對於人體最健康的飲食建議就是均衡飲食，其比例為碳水化合物占總熱量的 50 ～ 60%，脂肪＜總熱量的 30%，蛋白質占總熱量的 10 ～ 20%，並能讓我們從中攝取各類營養素，如礦物質與維生素或微量元素等。

　　近年流行的低碳飲食、生酮飲食、阿金減肥法等，即是大幅降低碳水化合物的比例，降到總熱量的 10% 以下，蛋白質比例維持不變，因此脂肪比例就上升到總熱量的 70% ～ 80%。

　　三大營養素在體內皆透過三羧酸循環（Tricarboxylic acid cycle；TCA cycle）作為能量代謝互相轉換，過多熱量或碳水化合物的攝取，很容易轉化成脂肪儲存在體內，但脂肪要轉化並成為葡萄糖較為不易。

　　人體消耗熱量來源為葡萄糖，再來為肝臟分解肝醣，其次由脂肪組織分解為酮體（或醋酸、短鏈脂肪酸），最後才是體組織分解蛋白質。生酮飲食即是利用此原理，促進體內脂肪代謝增加酮體濃度，而達到減重的目的。

　　必需注意的是患有心血管疾病、腎臟病、糖尿病及癌症者，需要在醫師及營養師的督導下進行。一般人亦不適合長期食用這樣的飲食。

國立成功大學醫學院附設醫院斗六分院營養師

賴美娟

「生酮飲食」常見問題

營養師解答，教你掌握生酮原則、吃對方法

Q 「生酮飲食」會有副作用嗎？

A 生酮飲食常見副作用如下：
 ❶ 血脂上升。
 ❷ 便祕。
 ❸ 皮膚疹。
 ❹ 腎結石、高尿酸血症。
 ❺ 血液與尿液酸化及酮化。
 ❻ 水溶性維生素缺乏症狀。
 ❼ 減重後復胖機率高。

Q 利用「生酮飲食」減重，復胖機率高？

A 「生酮減重法」與「均衡飲食減重法」差別在於熱量控制，最主要原因為生酮期間的油脂與熱量未控制，有些酮友們飲食日記超過 2500 卡／天，雖然搭配運動或重訓，但消耗的熱量卻有限，一旦改變回常態飲食，很容易就復胖，所以，建議控制熱量並搭配高脂肪比例，促進生酮作用。

Q 什麼能吃、什麼不能吃？酮友常見餐點搭配疑問

A 許多酮友最常問：「我的午餐或晚餐的搭配是否符合生酮飲食原則？」舉例來說，一餐裡有 1 塊炸排骨肉、牛番茄 1/4 個、茭白筍 2 條，許多人一看到餐點裡有番茄，就會覺得它的糖值較高、較不好，而茭白筍較低、較好。

我們試著計算兩種食材的成分，可以發現牛番茄的淨碳水化合物數值並沒有比較高，代表牛番茄是可以安心食用的。

生酮飲食原則在於一天的碳水化合物總量是否控制在計畫之內，而非某樣食物是否可以食用。

	牛番茄		茭白筍	
克數	100g	40g	100g	90g
熱量	17kcal	6.8 kcal	16kcal	20.5 kcal
碳水化合物	4.1g	1.6g	4 g	3.6g
膳食纖維	1.0g	0.4g	2.1g	1.9g
淨碳水化合物	3.1g	1.2g	1.9g	1.7g

「低醣生酮飲食」每日菜單

懶得計算營養成分沒關係，照著食譜吃，即可輕鬆生酮

　　大部分的食品資料庫大多以 100g 為單位，要將菜餚中的營養成分計算出來，對一般人的確是困難的。大多數的酮友們多半知道生酮的食物選擇原則，卻不知道一餐或是一天下來應該如何調配才符合生酮精神。

　　因此，依照本書的食譜內容，整理成兩週的菜單，亦可以由書中其他食譜做代換，執行方法可採用兩週菜單的循環成為 4 週 28 天。p.31 ～ p.36 的食譜為星期一至六的菜單建議，星期日大家可以自行搭配選擇喜歡的食譜料理，但需注意符合低醣生酮的飲食原則，掌握碳水化合物、油脂、熱量等數值。

　　另外，生酮飲食過程因為缺乏膳食纖維而容易有便祕情形，也特別將菜單列出膳食纖維量，雖未達建議量，但比起純肉類或高脂食譜，生酮飲食的膳食纖維高出許多。

　　生酮過程體內會產生大量的酸性代謝產物，需透過水分移除，因此建議每天需要喝大量水分，至少要比 1500ml 還要多，且因為某些維生素與礦物質攝取受限而不足，因此設計三套補充飲品如下：

❶ 奇亞籽檸檬能量水：檸檬 1/2 個＋礦鹽 1 茶匙＋奇亞子 10g ＋水 1500ml

❷ 山粉圓葡萄柚能量水：葡萄柚 1/4 個＋礦鹽 1 茶匙＋山粉圓 10g ＋水 1500ml

❸ 薄荷綠茶能量水：薄荷葉數片＋礦鹽 1 茶匙＋奇亞籽 10g ＋水 1500ml

　　此設計希望能讓想透過「生酮飲食」減重的酮友們，能因此清楚瞭解如何藉由飲食調配來達到「生酮」，並有菜單可以依循準備生酮飲食。

食譜菜單皆為 1500 卡／天，適合辦公室女性執行，如果是男生，可再增加點心類食譜，作為其他餐次的點心。

	星期一	星期二
早餐	防彈咖啡（p.150） 	奶油生酮熱可可（p.149）
早點心	堅果類 - 南瓜子 20g	堅果類 - 葵瓜子 20g
飲品	檸檬水 1500ml（1/2 顆）＋礦鹽 1 茶匙＋奇亞籽 10g	
午餐	減鹽減糖三層肉（p.58） 	煙燻鮭魚＆山羊起司（p.94）
晚餐	生酮炸雞（p.68） 	奶油炒高麗菜松阪豬（p.63）
營養成分	熱量：1708 Kcal 脂肪：82% 淨碳水化合物：6% 蛋白質：12% 膳食纖維：10g	熱量：1527 Kcal 脂肪：92% 淨碳水化合物：5% 蛋白質：10% 膳食纖維：10g

	星期三	星期四
早餐	生酮蛋仔煎（p.140）	生酮無乳拿鐵（p.148）
早點心	堅果類 - 炒花生 20g	堅果類 - 南瓜子 20g
飲品	葡萄柚水 1500ml（1/4 顆）＋礦鹽 1 茶匙＋山粉圓 10g	
午餐	香滷無糖雞大腿（p.74）	酪梨白肉魚（p.98）
晚餐	牛肉起司漢堡排（p.80）	奶油炒高麗菜松阪豬（p.63）
營養成分	熱量：1488 Kcal 脂肪：77% 淨碳水化合物：6% 蛋白質：24% 膳食纖維：16g	熱量：1495Kcal 脂肪：87% 淨碳水化合物：3% 蛋白質：16% 膳食纖維：10g

	星期五	星期六
早餐	奶油生酮熱可可（p.149）	生酮冰淇淋（p.153）
早點心	堅果類 - 葵瓜子 20g	堅果類 - 炒花生 20g
飲品	無糖薄荷綠茶 1500ml ＋礦鹽 1 茶匙＋奇亞籽 10g	
午餐	酪梨鮭魚（p.90）	低碳普羅旺斯燉牛肋條（p.78）
晚餐	自製五花肉丸湯（p.65） 培根酪梨蔬菜捲（p.116）	泡菜豬肉沙拉（p.119）
營養成分	熱量：1391 Kcal 脂肪：86% 淨碳水化合物：6% 蛋白質：16% 膳食纖維：14g	熱量：1531Kcal 脂肪：85% 淨碳水化合物：7% 蛋白質：15% 膳食纖維：12g

SET 2

	星期一	星期二
早餐	防彈咖啡（p.150）	奶油生酮熱可可（p.149）
早點心	堅果類 - 南瓜子 20g	堅果類 - 葵瓜子 20g
飲品	檸檬水 1500ml（1/2 顆）＋礦鹽 1 茶匙＋奇亞籽 10g	
午餐	豬油滷蛋板豆腐（p.143）	酪梨番茄蛋沙拉（p.111）
晚餐	生菜包烤蝦（p.101）	青檸涼拌海鮮沙拉（p.106）
營養成分	熱量：1659 Kcal 脂肪：78% 淨碳水化合物：9% 蛋白質：13% 膳食纖維：13g	熱量：1562 Kcal 脂肪：81% 淨碳水化合物：5% 蛋白質：21% 膳食纖維：9g

	星期三	星期四
早餐	生酮蛋仔煎（p.140） 	生酮無乳拿鐵（p.148）
早點心	堅果類 - 炒花生 20g	堅果類 - 南瓜子 20g
飲品	葡萄柚水 1500ml（1/4 顆）＋礦鹽 1 茶匙＋山粉圓 10g	
午餐	生酮油封鴨（p.66） 	生酮起司蛋堡（p.144）
晚餐	酪梨鮭魚（p.90） 	生酮獅子頭肉丸（p.60）
營養成分	熱量：1613 Kcal 脂肪：84% 淨碳水化合物：5% 蛋白質：17% 膳食纖維：19g	熱量：1633Kcal 脂肪：84% 淨碳水化合物：2% 蛋白質：19% 膳食纖維：8g

	星期五	星期六
早餐	奶油生酮熱可可（p.149）	生酮冰淇淋（p.153）
早點心	堅果類 - 葵瓜子 20g	堅果類 - 炒花生 20g
飲品	無糖薄荷綠茶 1500ml ＋礦鹽 1 茶匙＋奇亞籽 10g	
午餐	蘿蔓紅燒牛腩（p.84）	起司風琴烤雞（p.70）
晚餐	鮪魚酪梨盅（p.122） 美式奶油炒蛋（p.139）	綠橄欖奶油白醬魚（p.99）
營養成分	熱量：1493 Kcal 脂肪：84% 淨碳水化合物：6% 蛋白質：18% 膳食纖維：16g	熱量：1665Kcal 脂肪：81% 淨碳水化合物：3% 蛋白質：22% 膳食纖維：8g

本書使用方式

　　本書收錄了 80 道低醣生酮料理食譜，只要掌握食材特性、營養成分，也可以依個人喜好替換成其他搭配食材，更能活用本書。

材料說明
依照材料的多寡，標示
1 人份或多人份。

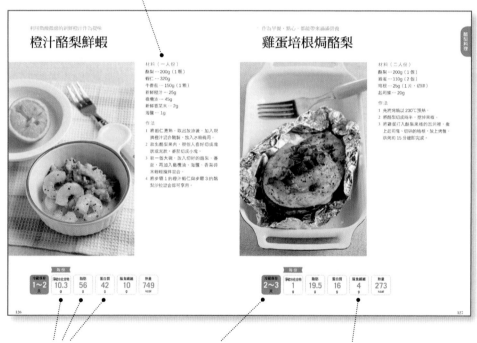

營養成分
列出實行低醣生酮飲食時，最需留意的營養成分，以一份為單位。控制碳水化合物的量；攝取足夠的脂肪、蛋白質；留意膳食纖維的攝取量，避免便祕。

冷藏保存
每道食譜皆列出密封後，可冷藏保存的時間，不過依照氣候、冰箱機種的不同而異，故保存時效僅供參考，盡可能及早食用。

熱量
如果想要達到瘦身減重的效果，可多加留意熱量的數值。

◎ 本書料理如無特別說明，皆以中小火烹調。
◎ 所有食材如無特別說明，需先清洗乾淨。

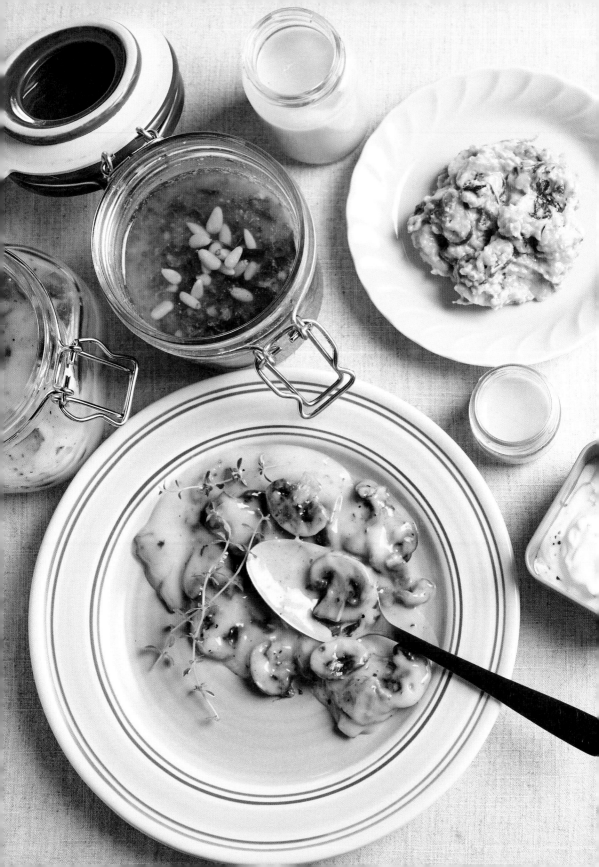

好油脂醬料

自製優質醬料，輕鬆補充大量油脂

怕油膩或不想直接喝油，要如何補充好油脂呢？
將椰子油、橄欖油、苦茶油等好油製成醬汁佐餐，
搭配肉類、海鮮，或是作為沙拉淋醬都很美味。
用自然的方式，輕鬆將好油帶入日常飲食中。

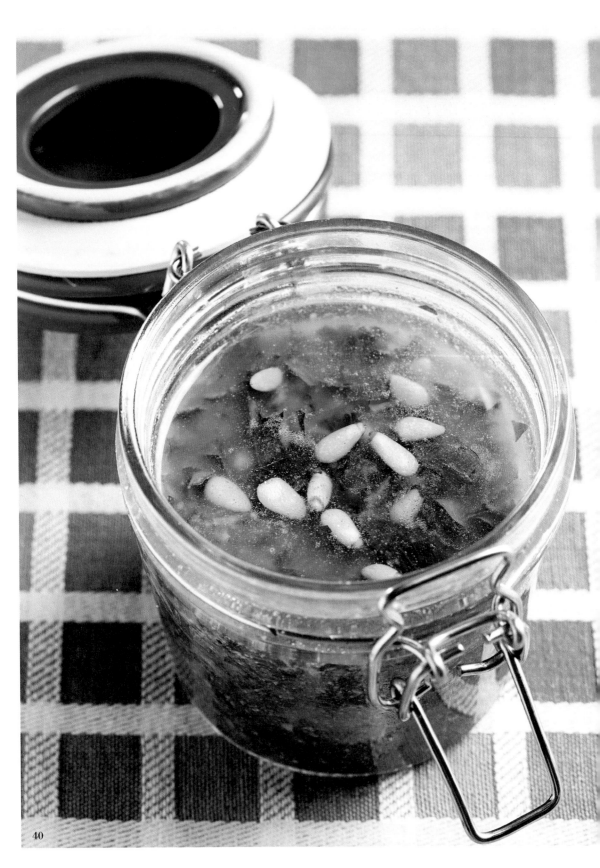

利用松子增加豐富油脂和香氣

松子羅勒青醬

材料

新鮮的羅勒 … 10g

烤過的松子 … 120g

起司粉 … 67g

初榨橄欖油 … 50g

蒜末 … 5g

鹽 … 3g

胡椒 … 3g

作法

1 依序將新鮮的羅勒、松子放入攪拌機中。

2 將所有成分（橄欖油除外）也加入攪拌機中。

3 攪拌機先以慢速混合，再分次加入橄欖油，
  換高速攪打到喜歡的濃稠度即可。

冷藏保存
1～2
週

每湯匙

淨碳水化合物
0.5
g

脂肪
9
g

蛋白質
3
g

膳食纖維
0.3
g

熱量
95
kcal

食材的搭配替換

道地的義式青醬，通常都是以羅勒製作，不過在台灣大家更熟悉的食材是九層塔，也更容易取得，所以也可以用九層塔來取代羅勒，但香氣與風味略有不同。松子先烤過，能引出濃厚的堅果香氣。橄欖油也是青醬的重要靈魂角色，能帶來清新的味道，故不建議替換成其他油品。

適合搭配的料理

可以搭配各種肉料理，或是做為沙拉拌醬、餅乾點心的沾醬等等，都非常適合。

- 乾煎多利魚佐松子羅勒青醬 p.96
- 酪梨海參捲 p.124
- 免烤椰子堅果條 p.158

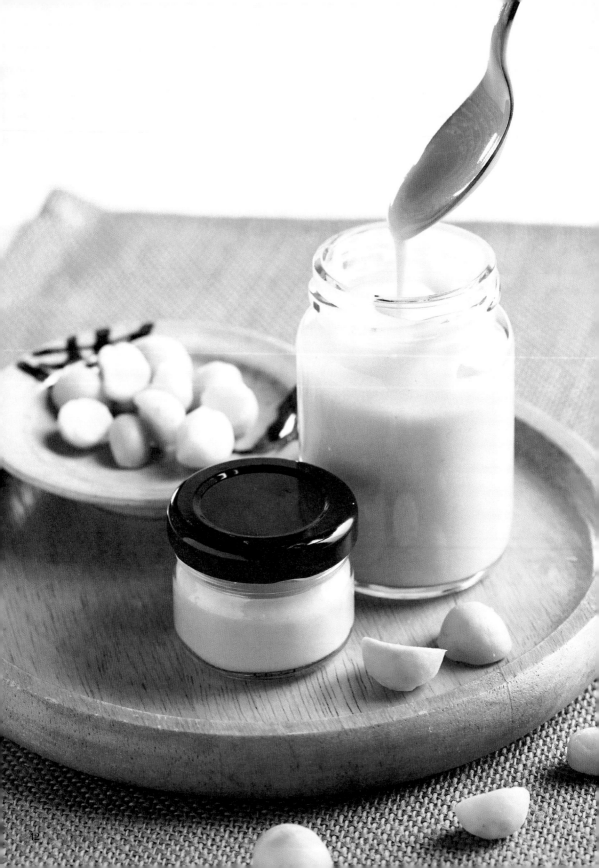

備受推崇的生酮堅果

夏威夷豆沾醬

材料

原味夏威夷豆 … 230g

椰子油 … 20g

赤藻糖醇 … 20g

作法

1 把夏威夷豆放入攪拌機中，攪打至碎狀，並出現油脂。

2 用刮刀稍微攪拌混合，再繼續攪打。

3 分次加入椰子油和赤藻糖醇，攪拌均勻。

4 換高速攪打至呈現光滑的黃油狀，再用密封罐盛裝保存即完成。

Tips 加入赤藻糖醇可帶來輕微的甜度並有利於保存，也可以省略。

冷藏保存
7
天

	每湯匙
淨碳水化合物	
0.1 g	
脂肪	
11 g	
蛋白質	
1 g	
膳食纖維	
0.1 g	
熱量	
108 kcal	

提供高油脂的夏威夷豆

夏威夷豆來自澳洲昆士蘭省，為目前最大的生產地，因此又叫做澳洲胡桃、昆士蘭果。

含有豐富的礦物質、維生素，富含極高的脂肪與不飽和脂肪酸，高居堅果類之冠，對於需要補充大量油脂的「生酮飲食」而言，是極佳的食物。

大部分的堅果類都含有豐富的脂肪，熱量高，而 100g 的夏威夷豆熱量更高達 720 大卡，如果直接食用時，需適量攝取。

適合搭配的料理

將夏威夷豆沾醬密封於小瓶裝、隨身攜帶，作為隨時補充油脂的能量來源。製作時，也可提供濃稠度，就會像花生醬一般，香濃滑順，可作為搭配生菜沙拉、點心、冰淇淋的抹醬。

- 酪梨培根蛋漢堡 p.130
- 生酮起司蛋堡 p.144
- 生酮冰淇淋 p.153
- 生酮藍莓鬆餅 p.161

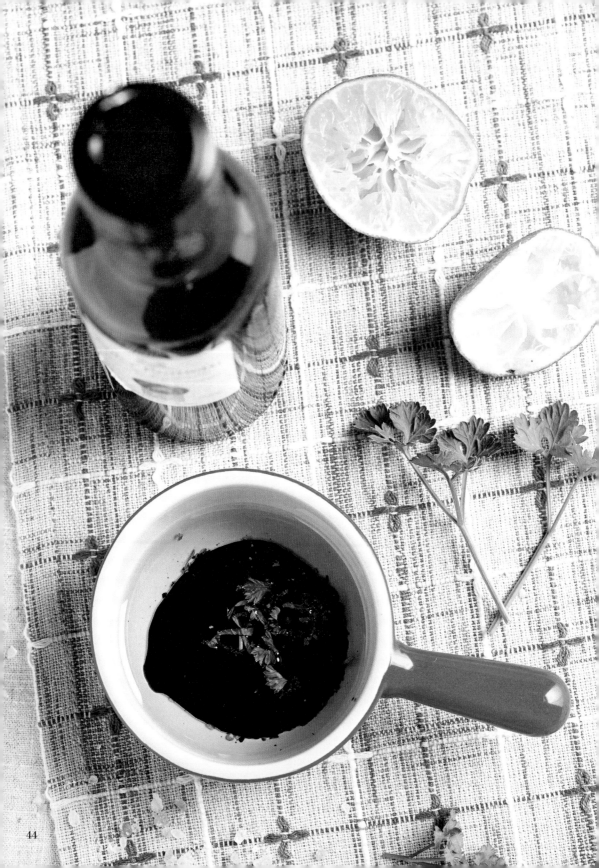

簡單快速的義式風味

橄欖油醋醬

材料

橄欖油 … 227g

米醋或果醋 … 220g

檸檬 … 80g（約 1 顆）

切碎的香菜 … 9g

鹽 … 3g

作法

1　將香菜切成細碎狀，檸檬擠汁備用。

2　將所有材料放入玻璃容器裡，混合均勻並密封。

3　健康又快速的自製醬汁即完成，放於冰箱約可保存一個月。
　　搖勻後再使用。

冷藏保存
1～2
個月

淨碳水化合物
0.2
g

脂肪
6
g

蛋白質
0
g

膳食纖維
0
g

熱量
57
kcal

每湯匙

適合搭配的料理

這道橄欖油醋醬作法簡單，不需開火、不用使用機器，將所有食材攪拌均勻即可。作為海鮮、肉類的配醬，可以去腥提味、解油膩，或是直接沾取各式生菜，也相當清爽開胃。

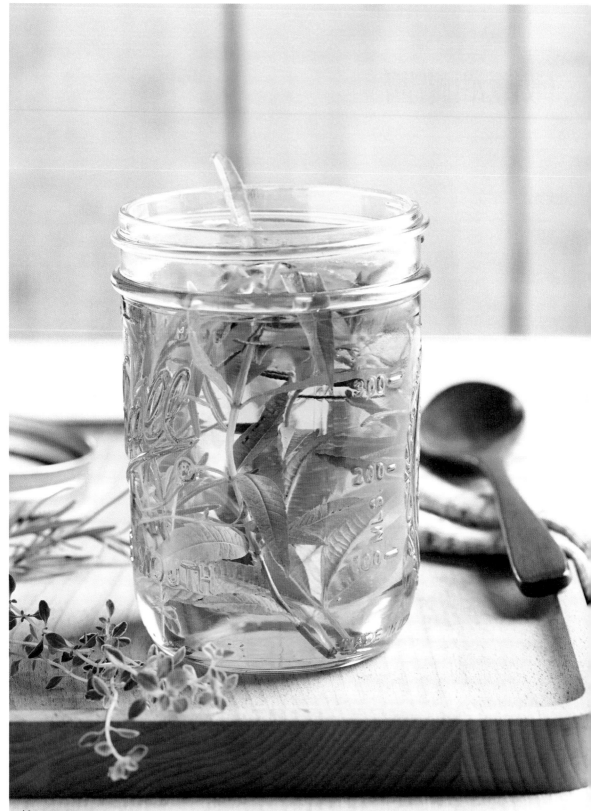

享受迷人的植物香氣

香草沙拉醬

材料

特級初榨橄欖油 … 220g

紅酒醋 … 220g

檸檬 … 80g（約 1 顆）

新鮮百里香 … 5g

新鮮迷迭香 … 3g

海鹽 … 5g

作法

1 將香草洗淨擦乾或陰乾，檸檬擠汁備用。

2 將所有材料放入玻璃容器中，搖勻後放於冰箱
密封冷藏。每次使用前，都需重新搖晃均勻。

3 可直接當肉品沾醬、沙拉醬、或當醃肉醬，每
天都食用非常健康。

冷藏保存
2～3
個月

每湯匙

淨碳水化合物
0.2
g

脂肪
6
g

蛋白質
0
g

膳食纖維
0.1
g

熱量
56
kcal

適合搭配的料理

可作為肉品沾醬、生菜沙拉醬，或作為醃肉醬，也很適合作為每日的基
本食用油醬。這道油醬是以橄欖油為主要基底，建議選擇具品質的冷壓
初榨橄欖油，較為健康安心。好的初榨橄欖油聞起來會有淡淡的清香、
顏色清澈，許多人會直接飲用，或是淋在料理上食用。

- 煙燻鮭魚＆山羊起司 p.94
- 乾煎多利魚 p.96
- 酪梨白肉魚 p.98
- 生菜包烤蝦 p.101
- 辣味蝦與雙花椰 p.102
- 芹菜炒三鮮 p.103
- 青檸涼拌海鮮沙拉 p.107
- 紫甘藍炙雞腿沙拉 p.108
- 酪梨番茄蛋沙拉 p.111
- 低碳蘑菇白花椰 p.114
- 橙汁酪梨鮮蝦 p.126

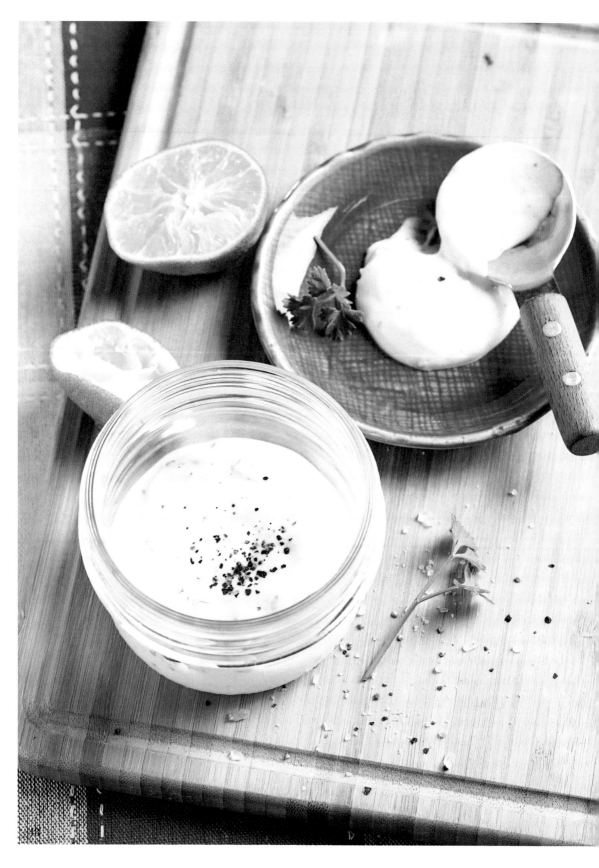

清爽低熱量的沾醬

希臘優格沙拉醬

材料

無糖希臘優格 … 240g

香菜 … 3g

青蔥 … 3g

新鮮蒔蘿 … 2g

檸檬 … 40g（約 1/2 顆）

牛奶 … 120g

鹽 … 5g

作法

1 將香菜、青蔥、蒔蘿切碎，檸檬擠汁備用。

2 將牛奶以外的所有材料放在碗中，混合均勻。

3 一次加入一湯匙牛奶攪拌，調和成適宜的濃稠度。

4 放入玻璃容器中密封冷藏。

註：市售優格含乳醣也含有碳水化合物，只有希臘優格（全
　　脂無調味）跟克菲爾酸奶（kefir）是符合生酮的標準，
　　皆可自製喔！

冷藏保存
4～5
天

每湯匙

淨碳水化合物
1.3
g

脂肪
0
g

蛋白質
0
g

膳食纖維
0
g

熱量
12
kcal

適合搭配的料理

- 酥炸豬五花 p.56
- 生酮炸雞 p.68
- 起司風琴烤雞 p.70
- 焗烤奶油七里香 p.72
- 牛肉起司漢堡排 p.80
- 花椰酪梨牛肋鍋 p.82
- 低碳爆漿牛肉丸 p.86

- 奶油檸香多利魚 p.97
- 綠橄欖奶油白醬魚 p.99
- 酪梨番茄蛋沙拉 p.111
- 低碳蘑菇白花椰 p.114
- 酪梨培根蛋漢堡 p.130
- 生酮起司蛋堡 p.144
- 義式雜糧巧克力棒 p.156

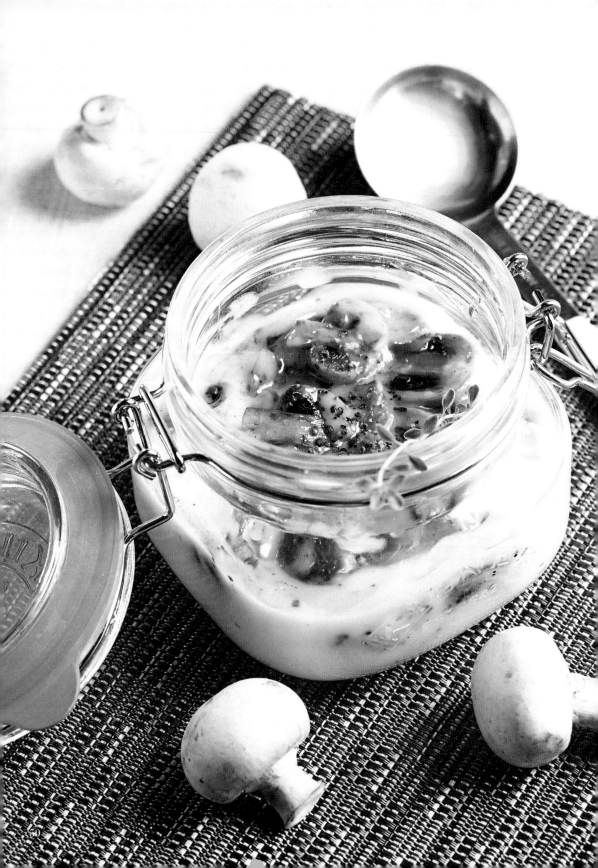

搭配任何肉料理都很對味

培根鮮奶油蘑菇醬

材料

苦茶油 … 10g　　　　鮮奶油 … 100g

蘑菇 … 50g　　　　　鹽 … 5g

培根 1 片 … 25g　　　新鮮百里香 … 適量

作法

1 用中火將鍋中的苦茶油加熱，加入切片的蘑菇
　一邊拌炒一邊翻面，約 3 分鐘。

2 將切碎的熟培根加入煎鍋中一起拌炒。

3 加入鮮奶油，以鹽、新鮮的百里香調味，煮沸
　後轉小火燉煮約 2 分鐘即完成。

冷藏保存
4～5
天

每湯匙

淨碳水化合物
0.3
g

脂肪
1
g

蛋白質
1
g

膳食纖維
0.4
g

熱量
10
kcal

適合搭配的料理

鮮奶油常做為蛋糕裡的餡料，也可加入咖啡飲品裡，帶來香濃綿密的口感。這道培根鮮奶油蘑菇醬為常見的西式白醬，大多應用於義大利麵或濃湯料理中，作為各種肉類的沾醬，也相當對味。

- 酥炸豬五花　p.56
- 奶油炒高麗菜豬五花 p.63
- 起司風琴烤雞　p.70
- 焗烤奶油七里香　p.72
- 花椰酪梨牛肋鍋 p.82
- 酪梨鮭魚　p.90
- 乾煎多利魚　p.96
- 奶油檸香多利魚　p.97
- 綠橄欖奶油白醬魚　p.99
- 辣味蝦與雙花椰　p.102

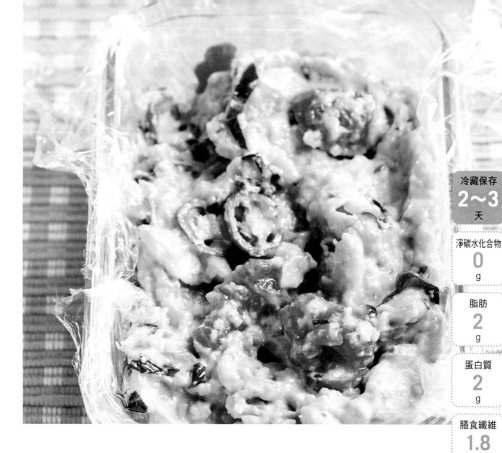

冷藏保存	每湯匙
2~3 天	

淨碳水化合物
0 g

脂肪
2 g

蛋白質
2 g

膳食纖維
1.8 g

熱量
8 kcal

利用酪梨製成佐醬，帶來多變美味

酪梨果油調味醬

材料

酪梨 … 200g（約 1 顆取果肉）　　新鮮的檸檬汁 … 5g
紫洋蔥 … 67g（1/3 顆）　　　　鹽 … 3g
牛番茄 … 50g（1/3 顆）　　　　胡椒粉 … 3g
綠辣椒 … 5g（1/2 根）　　　　新鮮香菜 … 3g

作法

1　取一個沙拉碗，放入所有切成碎狀的食材及酪梨果肉。
2　加入鹽和胡椒調味。
3　用叉子輕輕混合，但不要過度攪拌，以保持酪梨的顆
　　粒感。
4　最後加入新鮮的檸檬汁和香菜混合攪拌。

　　Tips　酪梨常搭配檸檬汁調味，除了增添風味外，還可以幫助
　　　　　酪梨不變黑。

適合搭配的料理

- 牛肉起司漢堡排　p.81
- 花椰酪梨牛肋鍋　p.82
- 酪梨鮭魚　p.90
- 酪梨白肉魚　p.98
- 紫甘藍炙雞腿沙拉　p.109
- 酪梨番茄蛋沙拉　p.111
- 低碳蘑菇白花椰　p.114
- 橙汁酪梨鮮蝦　p.126
- 酪梨培根蛋漢堡　p.130

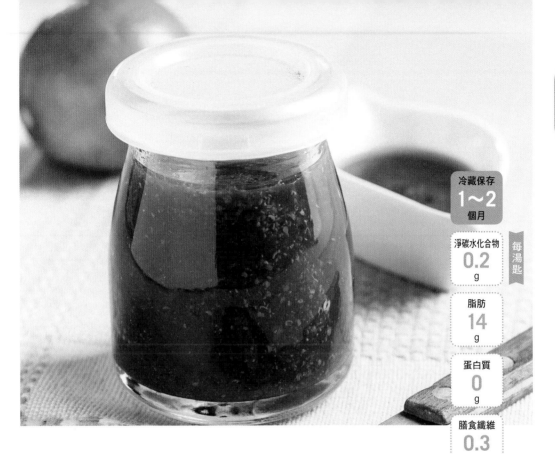

冷藏保存
1～2 個月

每湯匙	
淨碳水化合物	**0.2** g
脂肪	**14** g
蛋白質	**0** g
膳食纖維	**0.3** g
熱量	**119** kcal

奇亞籽含有豐富膳食纖維，可預防便祕

檸檬奇亞籽沙拉醬

材料（5 人）

初榨橄欖油 … 227g

檸檬汁 … 10g

奇亞籽 … 10g

鹽 … 5g

黑胡椒 … 1g

作法

1 將所有材料混合在玻璃瓶中，密封並儲存在冰箱中即可。

適合搭配的料理

風味清爽，很適合用來搭配海鮮、沙拉、燒烤、甜點等料理，也可以直接飲用。

- 酪梨鮭魚　p.90
- 酪梨白肉魚　p.98
- 紫甘藍炙雞腿沙拉　p.109
- 酪梨番茄蛋沙拉　p.111
- 低碳蘑菇白花椰　p.114
- 橙汁酪梨鮮蝦　p.126

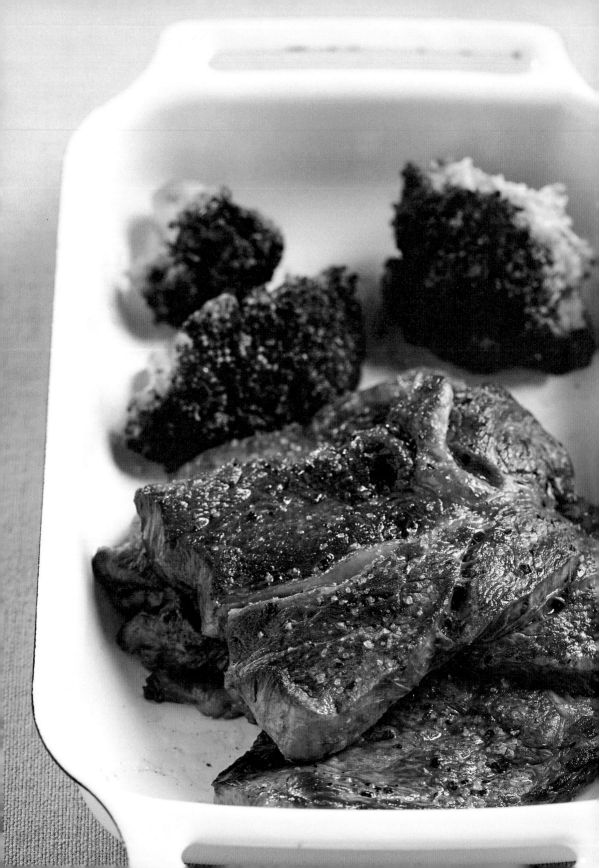

肉類

運用多種肉品，餐餐變化不同吃法

買了草飼牛肉、五花豬肉，卻不知該怎麼吃？

餐餐吃肉，變不出新鮮吃法？

本單元集合了牛肉、豬肉、雞鴨肉，

搭配各種料理手法，用平底鍋煎、用烤箱烤，

甚至是香滷、涼拌等等，

每天變換不同吃法，享受大口吃肉的美味。

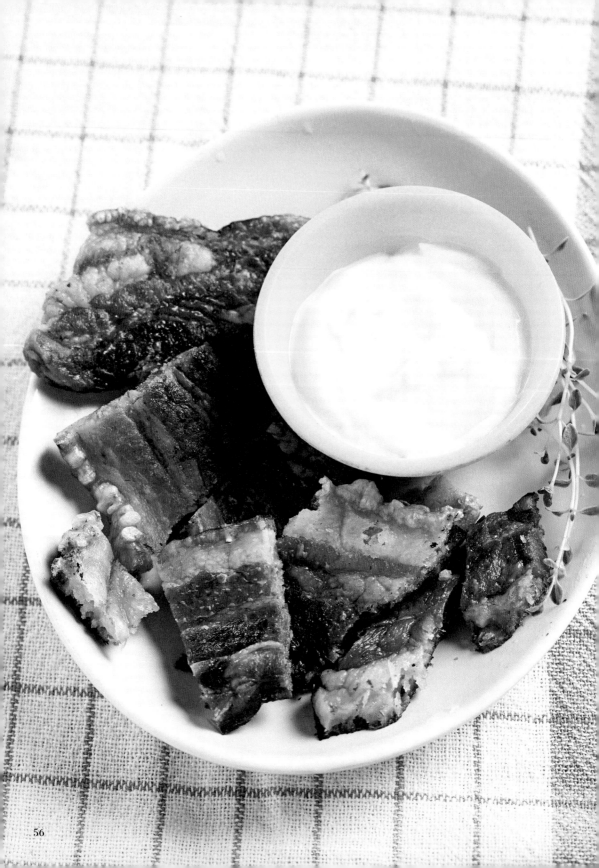

香脆滋味，也很適合作為解饞零嘴

酥炸豬五花

材料（一人份）

豬油 … 15g

帶皮豬五花 … 150g（1 條）

香菜 … 2.5g

作法

1 取一小深鍋，倒入豬油，用半煎半炸的方式
　將五花肉炸至表面酥脆。

2 將豬五花切成小丁或小段即完成，可搭配帶
　有微酸的自製醬汁（請見 p.48）及香菜享用。

冷藏保存

3 天

每份（不含佐醬）

淨碳水化合物
0.3 g

脂肪
66 g

蛋白質
22 g

膳食纖維
0 g

熱量
686 kcal

不同的烹調方式需使用不同的油

涼拌或熟食拌油可利用發煙點低但富含單
元或多元不飽和脂肪酸的油類，如橄欖
油、麻油、花生油、苦茶油等；煎炸食物
時，建議用棕櫚油、豬油等高飽和脂肪酸、
高發煙點的油脂。

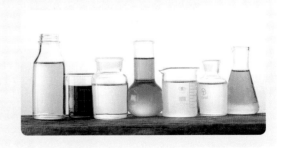

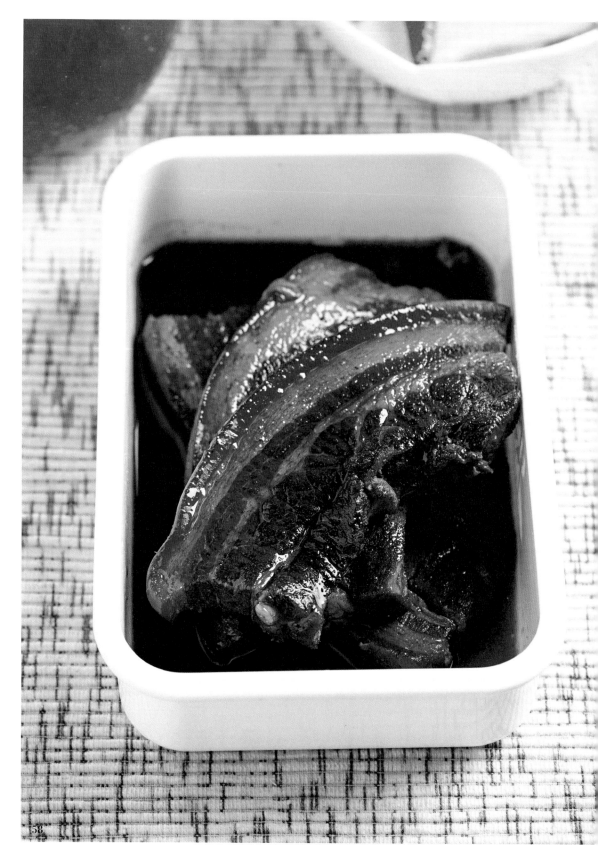

減鹽減糖三層肉

材料（一人份）

油脂豐富的帶皮豬五花 … 150g

蘋果或水梨 … 75g（約半顆）

減鹽醬油 … 10g

薑 … 3 片

蔥 … 1 根

開水 … 300g（蓋過肉的水量）

白胡椒 … 1g

作法

1　將帶皮豬五花肉用滾水汆燙一下，以去血水。待稍涼後再切成塊狀備用。

2　將蘋果或水梨去皮、去籽切成塊狀。蔥切成小段、薑切片。

　　Tips 選用熟一點的蘋果或水梨，用來替代糖或味醂等調味品。

3　將所有食材與調味料放入電鍋的內鍋中，再倒入足以蓋過肉的水量，外鍋加 2 杯水，待電鍋開關跳起後，再悶半小時即可。

冷藏保存
5～7
天

淨碳水化合物
13
g

每份

脂肪
51
g

蛋白質
22
g

膳食纖維
3
g

熱量
623
kcal

59

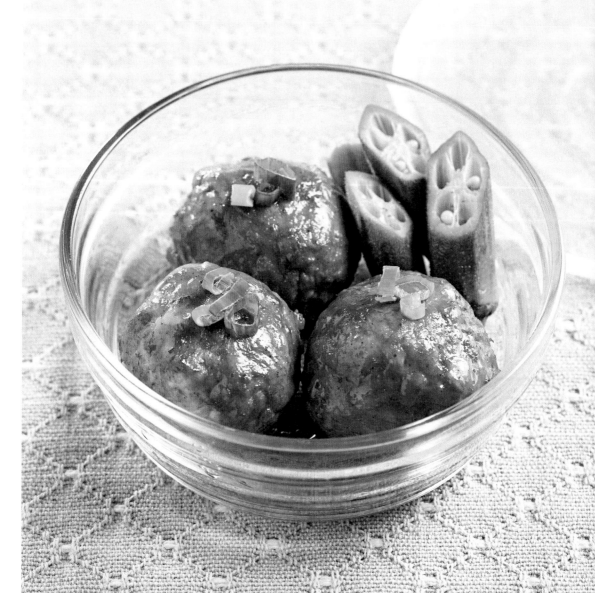

料理新手也能輕鬆做出的美味

生酮獅子頭肉丸

材料（一人份）

豬絞肉 … 250g（肥瘦比例大約 3：2）

雞蛋 … 55g（1 顆）

帕瑪森起司 … 50g

豬油 … 10g

鹽 … 2g

減鹽醬油 … 8g

水 … 200g

作法

1 取一個大碗，放入豬絞肉、雞蛋、起司、鹽，用手抓捏混合，拍打至出筋、有黏性後，再捏成一顆顆圓球狀。

2 平底鍋以中火預熱後，加入豬油，將肉丸煎至表面上色。

3 加入水、減鹽醬油滾沸後轉小火，蓋上鍋蓋慢燉 15 分鐘。

4 開蓋後檢查醬汁及肉丸熟度是否入味，撒上青蔥或蒜苗段（材料分量外）後，蓋上鍋蓋並關火續悶 5 分鐘即完成。

冷藏保存 **5～7** 天

每份

淨碳水化合物 **0** g

脂肪 **63** g

蛋白質 **44** g

膳食纖維 **0** g

熱量 **801** kcal

簡單易做的常備肉丸

選擇肥肉較多的豬絞肉，並以豬油煎煮，可以提供較多的好油脂，是生酮飲食裡的常備好菜色。吃起來肥而不膩，一點都不用擔心其口感。可以一次做足分量，作為便當菜或是宵夜小點都很適合。

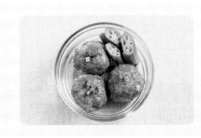

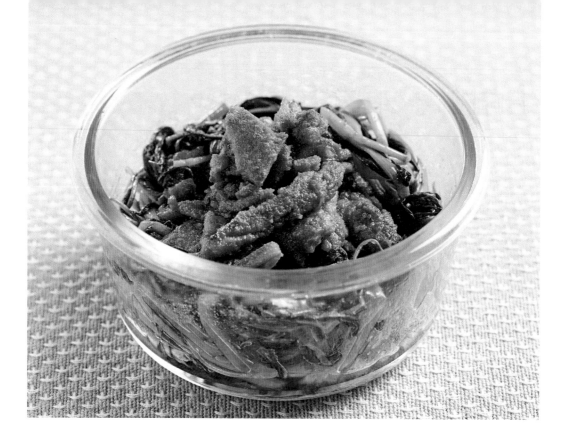

美味自然的吃進高油脂

空心菜炒薑黃豬肉條

材料（一人份）

豬五花肉 … 100g

豬油 … 30g

空心菜 … 200g（1 把）

薑黃粉 … 15g（1 匙）

鹽 … 2g

作法

1 將豬五花肉切成條狀、空心菜切成段備用。

2 平底鍋以小火預熱後，加入豬油，再將五花肉條慢炒至微微上色。

3 加入薑黃粉一起炒勻、炒香。

4 最後加入空心菜拌炒至熟並以少許鹽調味即完成。

冷藏保存	每份				
	淨碳水化合物	脂肪	蛋白質	膳食纖維	熱量
2 天	4 g	101 g	35 g	4 g	636 kcal

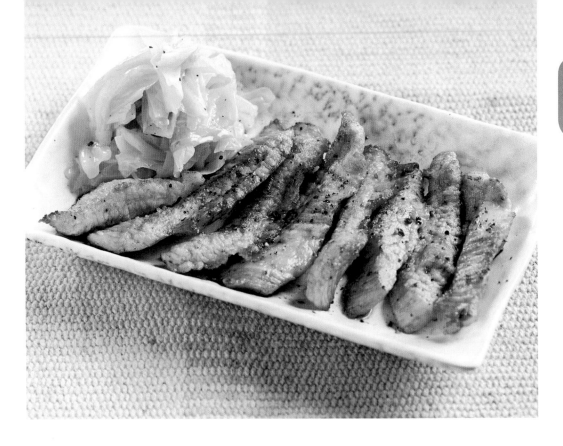

奶油香煎豬頸肉，享受油花肉質的原味

奶油炒高麗菜松阪豬

材料（一人份）

豬頸肉 … 100g

無鹽奶油 … 50g

高麗菜 … 200g（切小片）

鹽 … 1g

作法

1 將豬頸肉切成薄片，高麗菜切成片狀。

2 平底鍋以小火預熱後，加入奶油融化後，放入豬頸肉片，將兩面煎熟後取出備用。

3 同一個鍋子放入高麗菜快炒並加鹽調味。

4 將高麗菜與煎香的奶油松阪豬盛盤即完成。

冷藏保存	每份				
	淨碳水化合物	脂肪	蛋白質	膳食纖維	熱量
2 天	**7** g	**65** g	**20** g	**3** g	**697** kcal

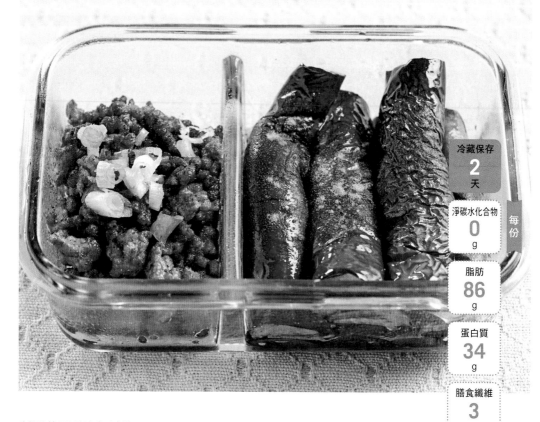

冷藏保存	
2 天	
淨碳水化合物	每份
0 g	
脂肪 **86** g	
蛋白質 **34** g	
膳食纖維 **3** g	
熱量 **492** kcal	

利用茄子吸取好油脂

豬絞肉茄子

材料（一人份）

豬絞肉 … 100g（肥瘦比例大約 3：2）
茄子 … 125g（1 根）
減鹽醬油 … 5g
豬油 … 10g
薑末 … 少許
蒜末 … 少許
白胡椒 … 1g
青蔥碎花 … 1g

作法

1 將茄子斜切成段。
2 平底鍋以小火預熱後，加入豬油，再將茄子放入炸至表面呈油亮紫色後再翻面，大約 2～3 分鐘即可盛出備用。
3 用原鍋放入薑末、蒜末爆香後，放入豬絞肉快速拌炒至熟。
4 加入醬油、白胡椒調味後放入炸好的茄子一起拌炒，收汁後撒上青蔥碎花即完成。

Tips 也可撒上適量薑黃粉增添色香味。

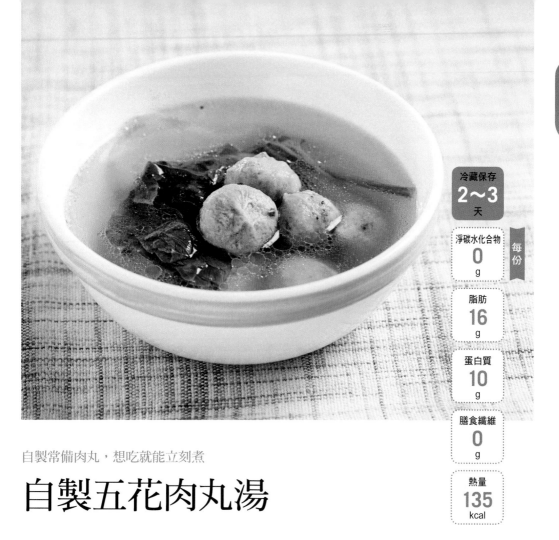

冷藏保存
2～3
天

淨碳水化合物　每份
0
g

脂肪
16
g

蛋白質
10
g

膳食纖維
0
g

熱量
135
kcal

自製常備肉丸，想吃就能立刻煮

自製五花肉丸湯

材料（一人份）

五花絞肉 … 25g
豬油 … 5g
鹽 … 1g
薑 … 1 片
枸杞 … 15g
水 … 150g

作法

1 在絞肉裡加入少許鹽、白胡椒粉（材料分量外）調味後，
　用手捏打成一顆顆小丸子備用。

2 將水加入鍋中滾沸後，加入豬油、薑、自製豬肉丸，大
　火煮至丸子浮起。

3 加入枸杞、鹽調味後即可關火。

　Tips 可視個人喜好加入蔬菜，除了豐富菜色外，還能提高膳食
　　　　纖維的攝取量。

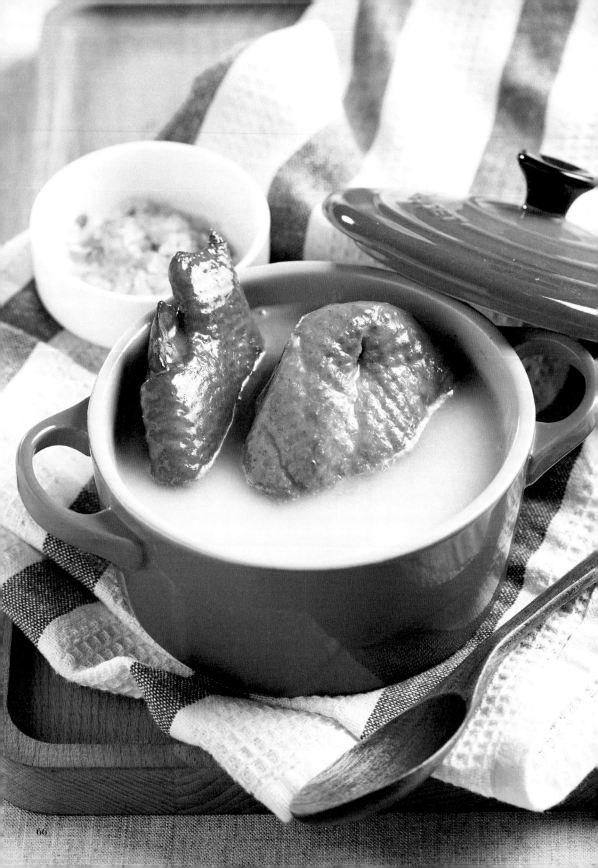

美味程度絕得值得讓人費時製作

生酮油封鴨

材料（一人份）

鴨腿 … 135g（1 支）

鴨油 … 30g

低鈉鹽 … 適量

作法

1 在鴨皮上均勻的抹上適量的鹽，置於密封容器中並放入
  冰箱冷藏至少 36 小時，讓肉入味。

2 取出之後，將鴨皮表面多餘的鹽輕輕拍除（不需沖洗），
  放入鍋中讓鴨肉完全浸泡在油脂中，放入烤箱，以低溫
  （75 ～ 90℃）、長時間（約 6 ～ 12 個小時）的烘烤至
  表面呈現金黃色澤即完成。

  Tips1 也可在平底鍋中放入鴨油油煎鴨肉，煎至表面呈金黃色
        澤即可。

  Tips2 鴨油可重複使用，用來浸泡其他食材，也很美味。

冷藏保存
1～2
個月

淨碳水化合物
4.8
g

每份

脂肪
63
g

蛋白質
20
g

膳食纖維
0
g

熱量
648
kcal

法式家常美味

油封鴨製作較為費時，建議可以一次製作較大的量，即
可作為日常常備料理。不管是切成片單吃、搭配沾醬，
或是撕成肉絲作為涼拌沙拉，都相當便利且美味。

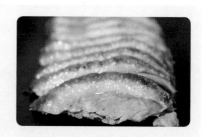

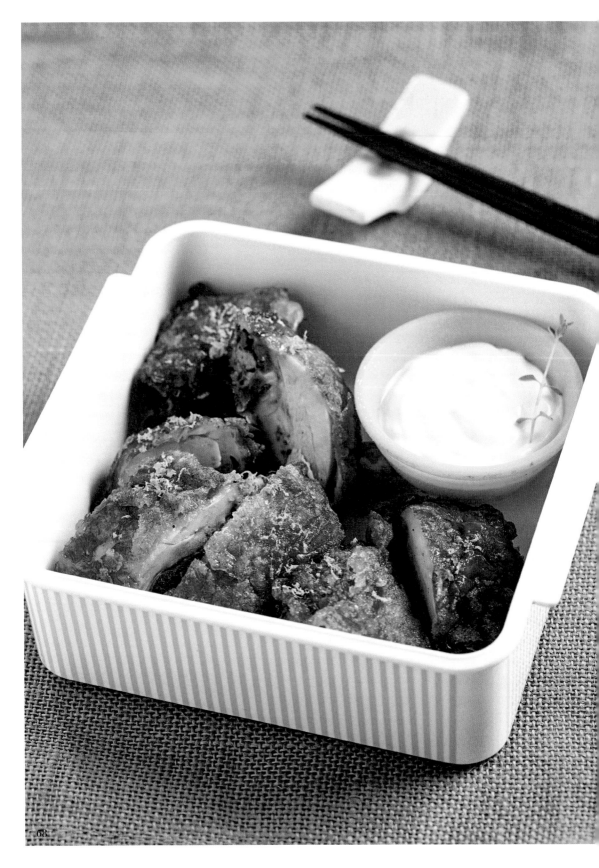

安心享用酥脆雞皮與鮮嫩炸雞

生酮炸雞

材料（一人份）

帶皮雞腿 … 200g（1 支）

豬油 … 20g

鹽 … 1g

作法

1 將帶皮雞腿去骨切成小塊。

2 取一個小鍋將豬油預熱，再分次放入帶皮雞腿肉塊，油炸至呈現金黃色澤後再取出。

　Tips1 一次放入太多雞塊會降低油溫，影響炸物的熟成且容易沾黏，所以要分次入油鍋。

3 將炸好的雞塊盛盤，可直接享用或是搭配自製生酮美乃滋醬。

　Tips2 新鮮雞塊不用醃製，搭配醬汁才能吃出肉的甜味與層次。

冷藏保存
3～5
天

每份（不含佐醬）

淨碳水化合物
0
g

脂肪
54
g

蛋白質
29
g

膳食纖維
0
g

熱量
604
kcal

自製「生酮美乃滋」

材料

蛋黃…100g（4 顆）

橄欖油…72g

檸檬汁…80g

檸檬皮屑…適量

赤藻糖醇…8g

作法

1 將醬汁的所有材料放入碗中攪拌均勻，製作成「生酮美乃滋」。

2 檸檬皮的香味為脂溶性，醬料做好放入冰箱冷藏兩天會更香。

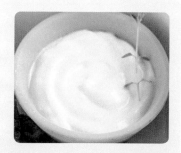

冷藏保存
1～2
週

淨碳水化合物	脂肪	蛋白質	膳食纖維	熱量
0.5 g	**6** g	**1** g	**0** g	**59** kcal

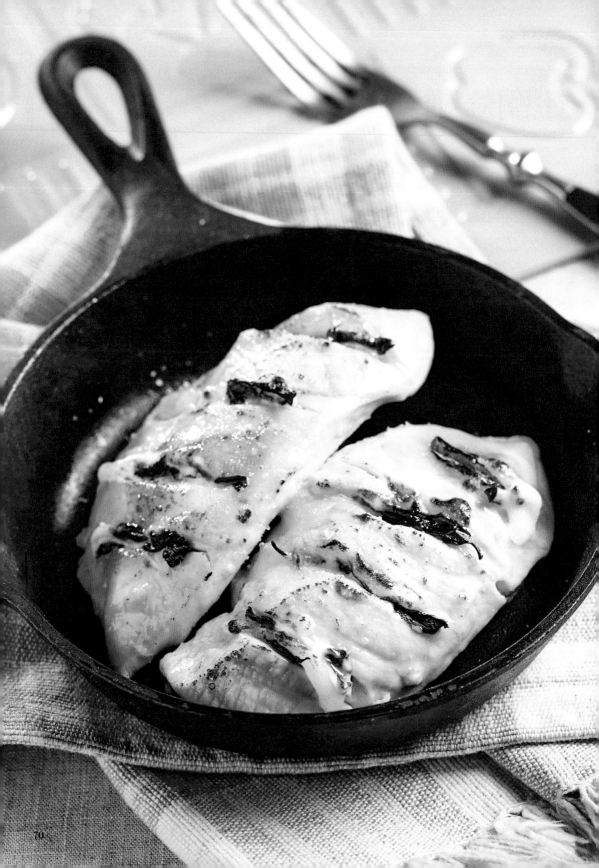

有如餐廳級的頂級料理

起司風琴烤雞

材料（一人份）

雞胸肉 … 142g（2 塊）

橄欖油 … 30g

奶油乳酪 … 50g

起司絲 … 30g

羅勒碎葉 … 50g

鹽 … 1g

胡椒粉 … 1g

作法

1 將烤箱先預熱至 180℃。

2 將奶油乳酪、起司絲、新鮮羅勒碎葉放入碗中攪拌混合，再加入鹽和胡椒調味備用，製作成餡料。

3 在雞胸肉上橫切幾道刀痕，切痕盡可能深，但以不穿過雞肉為準。

4 將步驟 2 的餡料塞入雞肉切割處至飽滿。

5 在雞肉表面刷上橄欖油，放入烤箱烤 25 分鐘，再撒上薄薄的起司絲續烤 5 分鐘即完成。

冷藏保存 3～5 天	每份				
	淨碳水化合物	脂肪	蛋白質	膳食纖維	熱量
	3.9 g	58 g	46 g	2 g	719 kcal

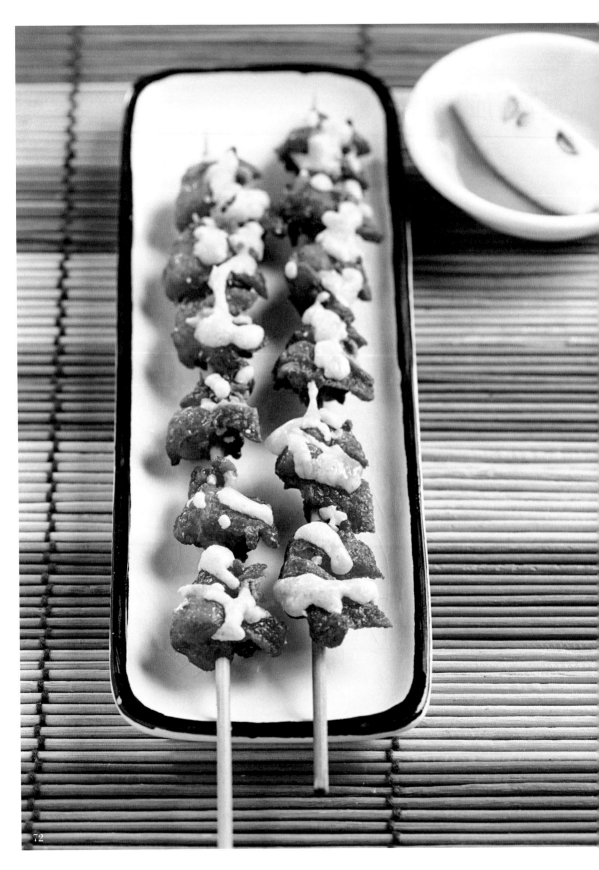

下酒菜、好友聚會的助興小點

焗烤奶油七里香

材料（一人份）

雞屁股 … 72g（6顆）

奶油 … 15g

帕馬森起司 … 30g

九層塔 … 30g

鹽 … 1g

胡椒粉 … 1g

作法

1 將烤箱先預熱至180℃。

2 將雞屁股洗淨拭乾，以竹籤串起，均勻沾取
融化的奶油、鹽、胡椒調味。

3 在表面鋪上起司送進烤箱烤20分鐘即完成。

冷藏保存
3～5
天

淨碳水化合物
1.1
g

每份

脂肪
58
g

蛋白質
19
g

膳食纖維
1
g

熱量
630
kcal

搭配檸檬、九層塔的對味吃法

一般小吃攤賣的炸物，總會讓人擔心使用的食材或是油脂
來源，自己嚴選食材、製作，是最能安心食用的料理方式。
此道七里香也可搭配九層塔、羅勒烘烤，或是淋上新鮮檸
檬汁，不僅變化多種吃法，還可解膩。

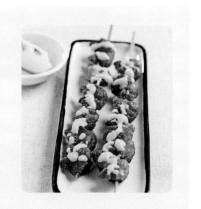

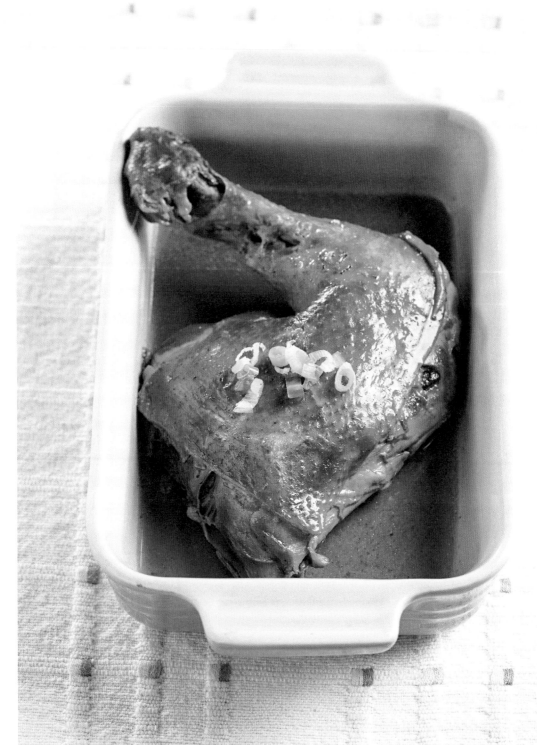

自製安心食用的無糖滷汁

香滷無糖雞大腿

材料（一人份）

帶皮雞大腿 … 180g（1 支）

蘋果或水梨 … 75g（約半顆）

減鹽醬油 … 10g

薑 … 3 片

蔥 … 1 根

開水 … 300g（蓋過肉的水量）

白胡椒 … 1g

作法

1 將雞腿先用滾水汆燙一下去除血水備用。

2 將蘋果或水梨去皮、去籽切成塊狀。蔥切成
　 小段、薑切片。

　 Tips 選用熟一點的蘋果或水梨，用來替代糖或味
　　　　醂等調味品。

3 將所有食材與調味料放入電鍋的內鍋中，再
　 倒入足以蓋過肉的水量，外鍋加 2 杯水，待
　 電鍋開關跳起後，再悶半小時即可。

	每份 (不含佐醬)				
冷藏保存 **7** 天	淨碳水化合物 **11.8** g	脂肪 **31** g	蛋白質 **26** g	膳食纖維 **2** g	熱量 **442** kcal

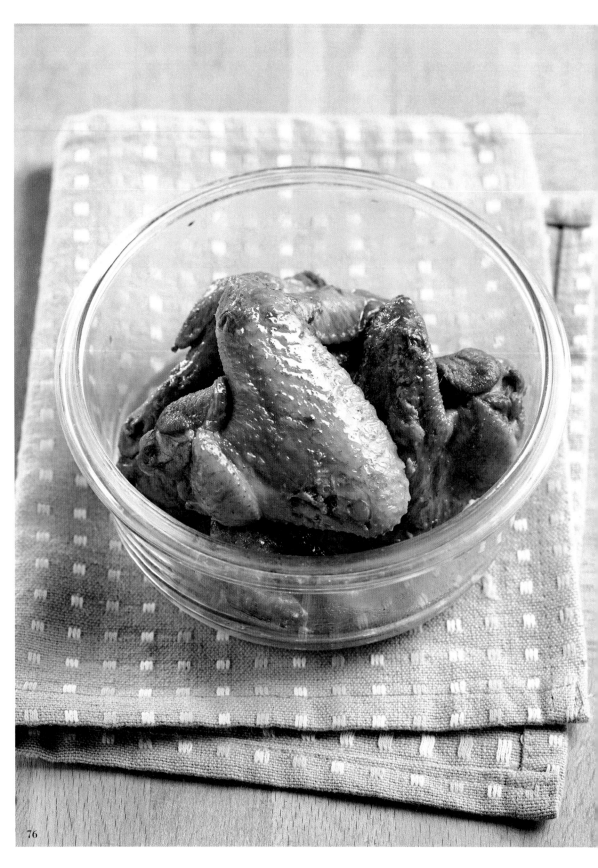

香氣清香、滑嫩滋味的家常菜色

鹽蒸雞翅

材料（一人份）

二節雞翅 … 160g（4 支）

豬油 … 30g

減鹽醬油 … 10g

薑 … 3 片

蔥 … 1/2 根

鹽 … 1g

黑胡椒粉 … 1g

作法

1 將雞翅抹上適量的鹽和黑胡椒粉，並加入豬油
  塗抹均勻醃製。

2 將薑片、蔥段放入電鍋內鍋，再將步驟 1 的雞
  翅連同豬油一起倒入內鍋。

3 將電鍋外鍋加 2 杯水蒸煮，開關跳起後開蓋再
  續加 1 杯水繼續蒸煮，待開關跳起即完成。

每份（不含佐醬）

冷藏保存	淨碳水化合物	脂肪	蛋白質	膳食纖維	熱量
3～5 天	1.1 g	56 g	30 g	0 g	638 kcal

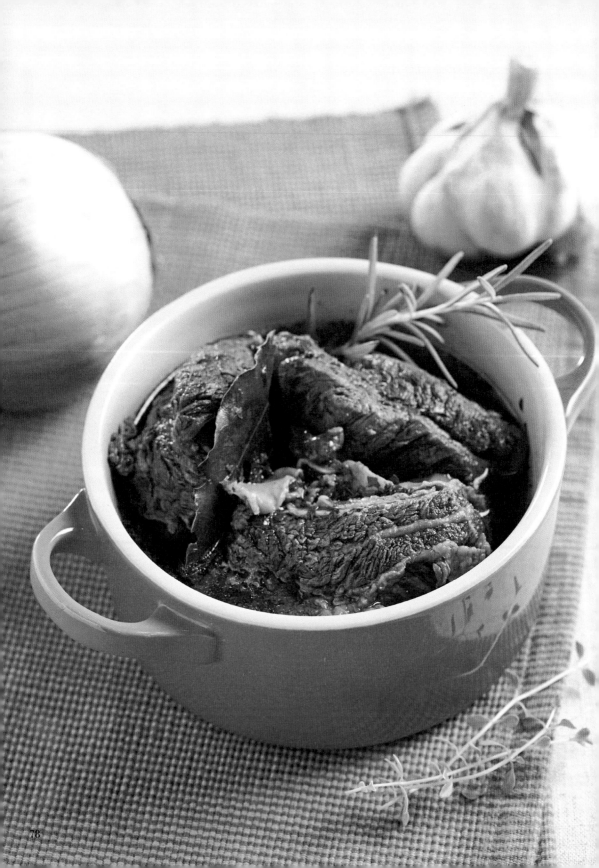

散發出濃濃香草氣息的法式風味

低碳普羅旺斯牛肋條

材料（二人份）

牛肋條 … 150g
橄欖油 … 15g
無鹽奶油 … 10g
洋蔥 … 60g（約半顆）
牛番茄 … 100g（1 顆）
蒜頭 … 2 瓣（拍碎）
開水 400g …
新鮮羅勒 … 4 ～ 5 葉
新鮮迷迭香 … 1 支
新鮮百里香 … 1 小株
月桂葉 … 1 片
鹽 … 2g
黑胡椒粉 … 1g

作法

1 在鍋內倒入橄欖油，先將切成大塊的牛肋條煎至兩面呈金黃色，逼出牛油後取出備用。

2 在原鍋中放入切成小塊的洋蔥、大蒜末炒出香氣後，再放入無鹽奶油拌香，再加入番茄塊。

3 加入 4 ～ 5 葉的新鮮羅勒，新鮮迷迭香、新鮮百里香、月桂葉各一片，增加香氣。

   Tips1 建議用棉線將所有香草束綁起，方便燉煮完一次取出。

   Tips2 如果使用的是乾燥香料，用量需少量，大約 1/2 匙即可。

4 將步驟 1 煎過的牛肋倒回燉鍋中，並加入開水以大火滾沸後，蓋上鍋蓋轉小火燉煮約 25 分鐘，記得不時開蓋攪拌。

5 開蓋後檢查煮熟程度，可繼續調整燉煮時間，最後以鹽、胡椒調味即可上桌。

冷藏保存
5～7
天

每份

淨碳水化合物
9.2
g

脂肪
47
g

蛋白質
29
g

膳食纖維
1
g

熱量
585
kcal

低碳水食材燉煮出的健康美味

這道「普羅旺斯牛肋條」加入了多種香草提味，帶來自然的香氣，食材最後都融入湯底中，成為健康清甜的湯汁。也可以選擇其他低碳水化合物的蔬菜一同燉煮，像是芹菜、白花椰、綠花椰、羽衣甘藍、櫛瓜、蘑菇等等，都是很好的低碳食材。

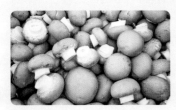
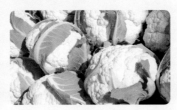

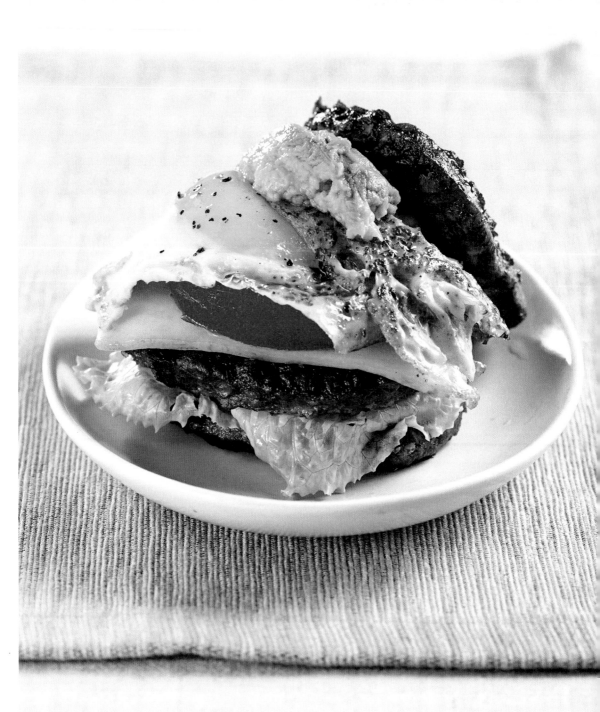

以肉排取代麵包的飽足漢堡

牛肉起司漢堡排

材料（一人份）

＜肉排＞

牛絞肉 … 150g（肥瘦比 2：1）

無鹽奶油 … 10g

洋蔥 … 60g（1/2 顆）

鹽 … 2g

黑胡椒 … 1g

＜餡料＞

乾乳酪起司片 … 22.5g（1 片）

酪梨 … 50g

荷包蛋 … 1 個

牛番茄切片 … 1 片

生菜 … 1 片

黑胡椒 … 1g

生酮美乃滋（請見 p.69）… 10g

作法

1　取一大碗，將肉排的所有食材放入，用手揉捏均勻並拍打出黏性後，平分成兩塊（每塊大約是 70～80g），先塑成圓球狀再緊實壓扁，放在盤子上。

2　取一平底鍋，以中小火乾煎牛肉排。

3　進行漢堡組合，用兩片牛肉排代替麵包，層層夾入荷包蛋、酪梨泥、番茄片、生菜葉，並撒上黑胡椒與美乃滋調味即可。

冷藏保存
1
天

每份（不含佐醬）

淨碳水化合物
5.9
g

脂肪
68
g

蛋白質
49
g

膳食纖維
3
g

熱量
684
kcal

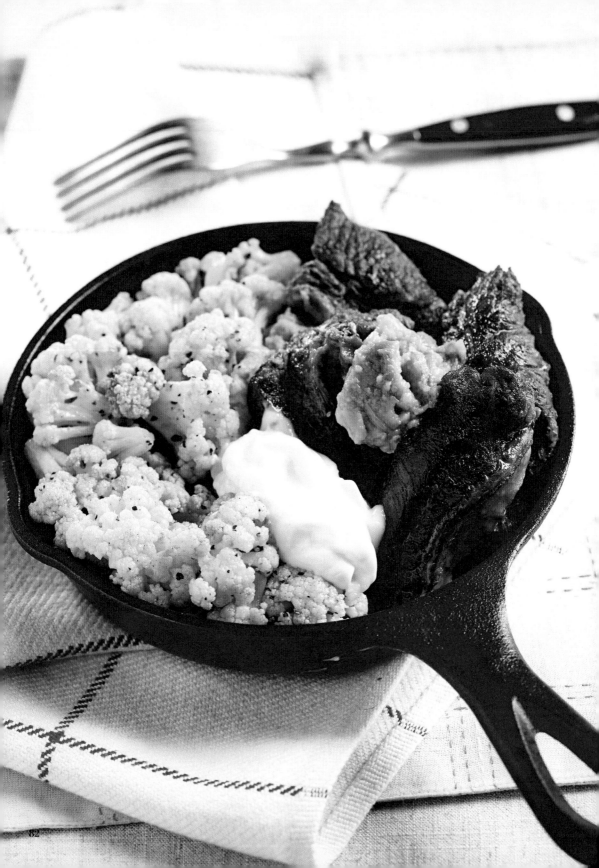

豪華級的牛肉拼盤

花椰酪梨牛肋鍋

材料（二人份）

牛排 … 160g

白花椰菜 … 150g（約 1/2 顆）

酪梨 … 200g（1 顆）

無鹽奶油 … 45g

椰子油 … 15g

切達乳酪 … 30g

希臘優格 … 50g

薑黃粉 … 3g

鹽 … 2g

黑胡椒 … 1g

作法

1 將烤箱先預熱至 180℃。

2 取一烤盤，倒入椰子油。把薑黃粉均勻塗抹在花椰菜後，再用鹽和黑胡椒調味，放入烤盤並烘烤 20 ～ 25 分鐘備用。

3 鑄鐵煎鍋預熱後，將牛排快速煎一下，加入鹽調味後再將奶油融入煎鍋中，再取出切片備用。

4 將烤好的花椰菜取出並放到步驟 3 的鑄鐵鍋上，並鋪上牛排切片，撒上切碎的切達乳酪回烤箱烤 5 分鐘至融化。

5 加上希臘優格、切碎的酪梨果肉即完成。

冷藏保存
2～3
天

每份（不含佐醬）

淨碳水化合物
6.1
g

脂肪
43.5
g

蛋白質
24
g

膳食纖維
5.5
g

熱量
529
kcal

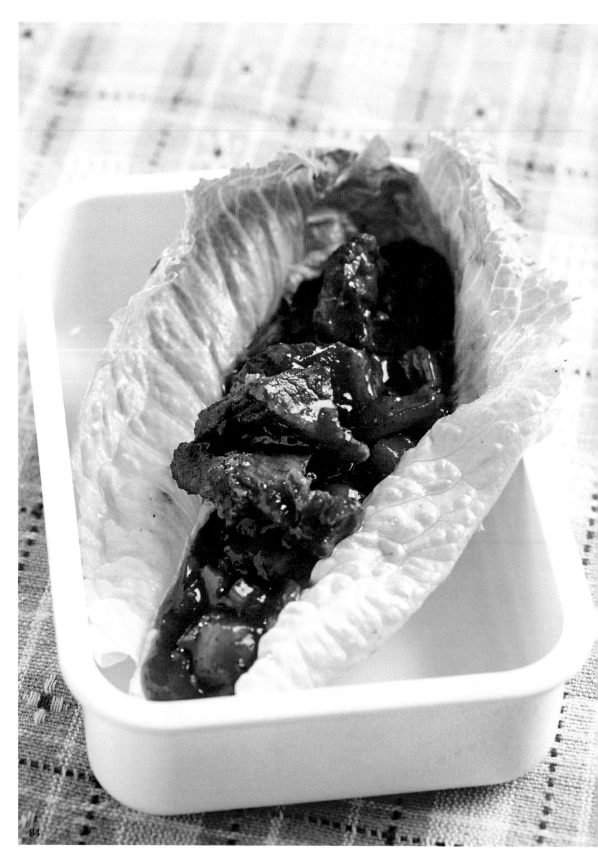

以天然蔬菜燉煮出美麗的紅燒色澤

蘿蔓紅燒牛腩

材料（一人份）

牛腩 … 135g	青蔥 … 1 支
洋蔥 … 30g	蒜頭 … 2 瓣
紅蘿蔔 … 30g	減鹽醬油 … 5g
牛番茄 … 100g	白胡椒 … 1g
薑片 … 3 片	開水 … 400ml

作法

1. 牛腩切成適口大小塊狀、洋蔥、紅蘿蔔與牛番茄洗淨切塊、青蔥切段、蒜去膜拍扁備用。
2. 起油鍋，先將薑片、蒜、蔥段爆香後，再加入洋蔥、紅蘿蔔、牛番茄以中火炒軟炒出甜味。

   Tips 利用洋蔥、牛番茄深度焦糖化，可代替甜劑等調味料的使用。
3. 將牛腩放入鍋中加入減鹽醬油上色，並加入開水一起大火滾沸後，蓋上蓋子轉小火燉煮約 25 分鐘，記得不時開蓋攪拌。
4. 開蓋後檢查食材已煮熟即完成。

冷藏保存	**3~5** 天
淨碳水化合物	**10.6** g （每份）
脂肪	**38** g
蛋白質	**28** g
膳食纖維	**2** g
熱量	**307** kcal

軟嫩帶 Q 的牛腩

牛腩又稱為「牛肋條」，是牛腹部位靠近牛肋骨間的肌肉，不僅帶筋帶肉又有油花，相當適合紅燒或燉湯，料理後呈現出軟嫩帶 Q 而飽含牛油香氣的特殊口感。

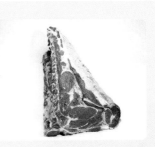

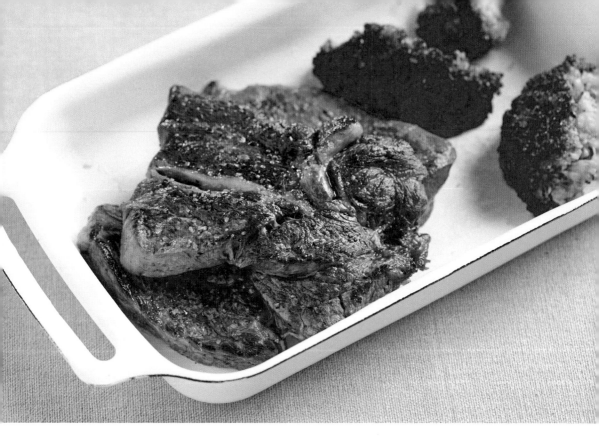

撒上玫瑰鹽，乾煎就很美味

香煎牛排佐綠花椰

材料（一人份）

橄欖油…35g
牛排…160g
花椰菜…15g
玫瑰鹽…1g

作法

1 將橄欖油倒入平底鍋中，以中小火將牛排兩面煎至喜愛的熟度。

2 將花椰菜一起入鍋沾油煎熟。

3 將牛肉與綠花椰取出盛盤，再撒上一小搓玫瑰鹽即完成。

冷藏保存	淨碳水化合物	脂肪	蛋白質	膳食纖維	熱量
1～2 天	2.4 g	48 g	33 g	0 g	572 kcal

每份

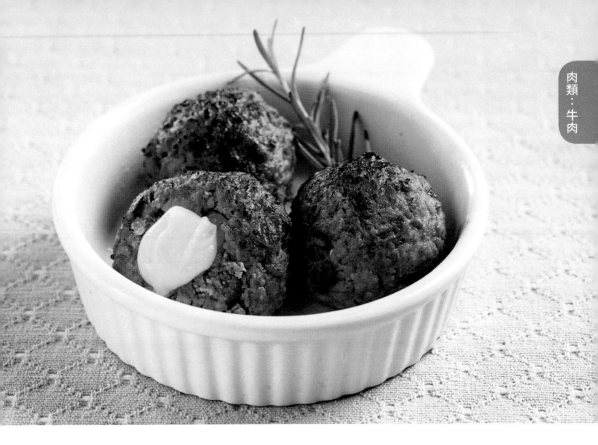

爆漿滋味，帶來大大滿足

低碳爆漿牛肉丸

材料（三人份）

牛絞肉 … 300g

雞蛋 … 55g（1顆）

乳酪絲 … 65g

碎洋蔥丁 … 30g

橄欖油 … 30g

起司乳酪塊 … 15g

作法

1 將除了起司乳酪塊的材料，全部放入大碗中，用手攪拌做成肉漿，並平均分成三等份，整成圓球狀。

2 把起司乳酪塊包進步驟1的絞肉中，將肉丸子捏緊實並擠出多餘水分。

3 將油倒入鍋中加熱，再將肉丸子放入鍋中，煎至每面呈焦黃色澤即完成。

冷藏保存	冷凍保存	每份				
		淨碳水化合物	脂肪	蛋白質	膳食纖維	熱量
1～2 天	2 週	2.9 g	34 g	30 g	0 g	364 kcal

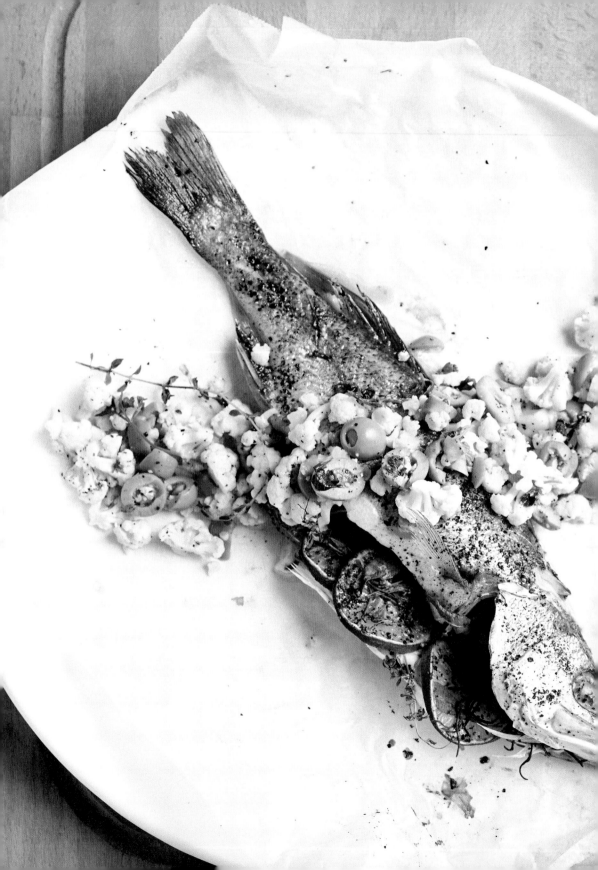

海鮮

補充足夠蛋白質，美味營養不挨餓

海鮮含有豐富的營養，且容易產生飽足感，
是低醣生酮好食材。
選擇優質的魚類、鮮蝦，不用過度調味，
即能享受新鮮海味。

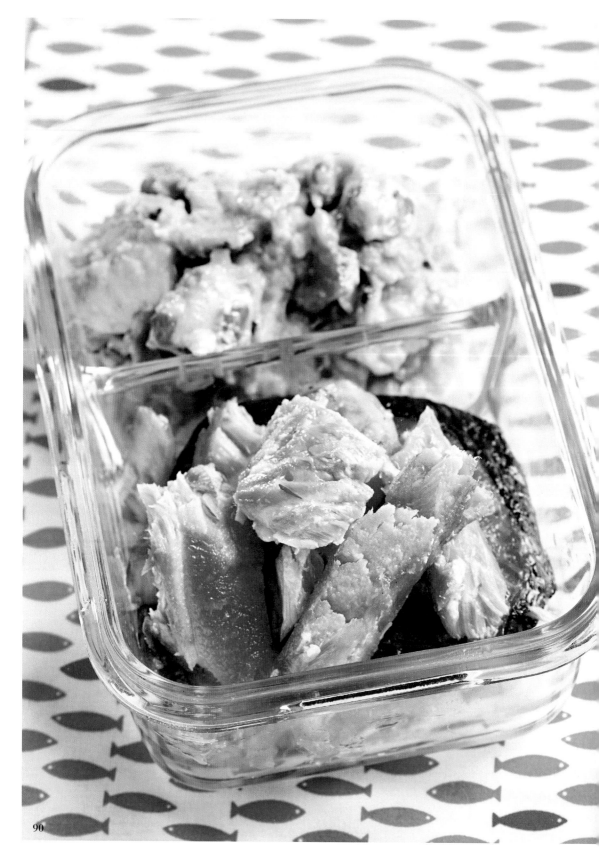

酪梨鮭魚

材料（一人份）

鮭魚（免醃製）… 135g

無鹽奶油 … 50g

醬汁

請見 p.52「酪梨果油調味醬」

作法

1　利用不沾平底鍋乾煎鮭魚，將兩面煎熟即可。

2　將鮭魚切成適口大小，搭配「酪梨果油調味
　　醬」享用。

冷藏保存
2～3
天

每份（不含佐醬）

淨碳水化合物
0
g

脂肪
49
g

蛋白質
33
g

膳食纖維
0
g

熱量
580
kcal

酪梨不變色的保存法

一整顆的酪梨用不完時，只要聰明保存，一樣可以保持
漂亮色澤與美味。

Point1　要先從沒有果核的那一半開使用。

Point2　滴上檸檬汁（或萊姆汁），可以防止酪梨變色。

Point3　酪梨容易從果核取出的部分開始腐壞，所以最
　　　　好連果核一起保存。

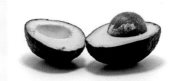

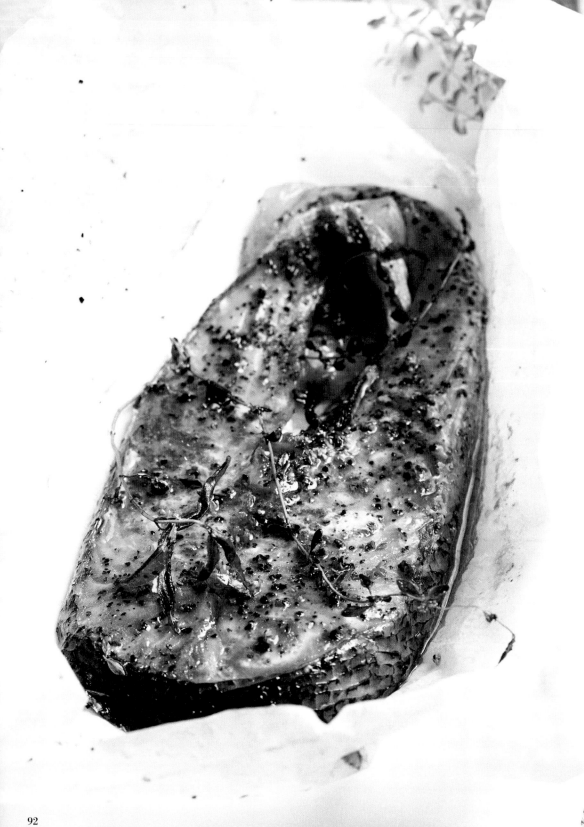

紙包烘烤，鎖住水分讓肉質更軟嫩

紙包百里香鮭魚

材料（一人份）

鮭魚 … 135g（1 片）
大蒜 … 6g（3 瓣）
橄欖油 … 40g
新鮮檸檬汁 … 5g
鹽 … 2g
黑胡椒粉 … 1g

作法

1 將烤箱預熱至 180℃備用。
2 取一個碗，加入大蒜碎末、橄欖油、檸檬汁、百里香、鹽和胡椒一起攪拌均勻。
3 將鮭魚放在烘焙紙上，將步驟 2 混合好的香料刷在鮭魚上。
4 將烘焙紙的四邊折入，將鮭魚完全包覆住。
5 放入烤箱中烘烤直到熟透，約 15 ～ 20 分鐘即完成。

冷藏保存
4～5 天

淨碳水化合物	每份
0.8 g	

脂肪
53.8 g

蛋白質
40 g

膳食纖維
0 g

熱量
653 kcal

營養價值高的鮭魚

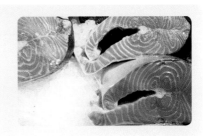

鮭魚含有豐富的脂肪，其中有 55％單元不飽和脂肪酸。其他像是蛋白質、Omega-3 脂肪酸、維生素 B 群、鈣、鐵等等，是營養價值極高的食材。

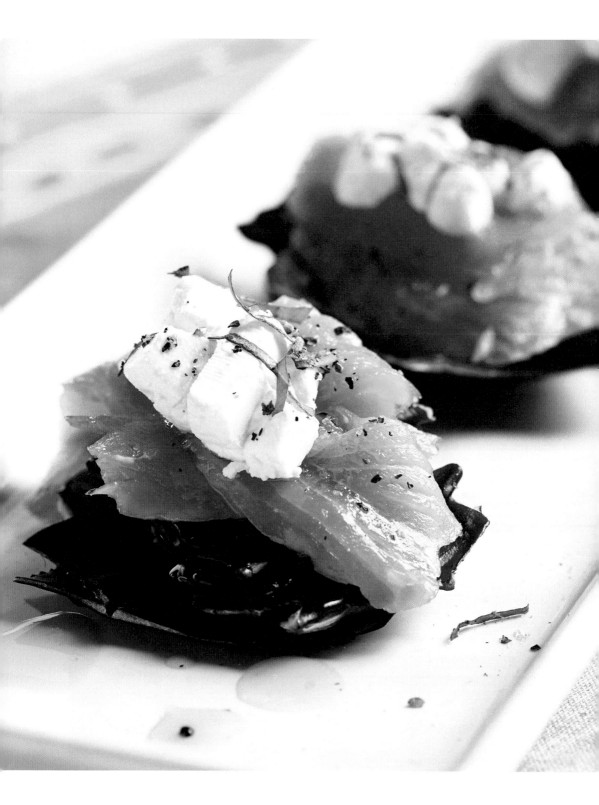

層層堆疊的美味，一口大滿足

煙燻鮭魚&山羊起司

材料（一人份）

煙燻鮭魚 … 50g

山羊起司 … 15g

紫高麗菜 … 55g（1～2片）

香菜 … 2g

橄欖油 … 40g

鹽 … 1g

黑胡椒 … 1g

作法

1 將香菜切碎後，再將山羊起司、鹽、胡椒一起加入碗中攪拌均勻。

2 將紫高麗菜撕成一口大小並堆疊起來，再放上一些煙燻鮭魚。

3 在最上面撒上步驟 1 調味好的山羊起司，並淋上橄欖油即完成。

冷藏保存
1～2 天

每份

淨碳水化合物
3.8 g

脂肪
50.9 g

蛋白質
14.2 g

膳食纖維
1.6 g

熱量
547 kcal

生酮好食材——起司

起司可以提供良好的蛋白質，全脂的起司也具有優良的脂肪，是生酮飲食的好食材之一。起司依製作方法、熟成度、原料的不同，形成各種不同的風味，選擇非常多元，可以視個人喜歡的風味，添加於料理中。

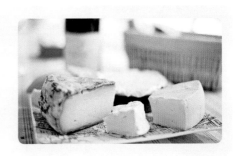

乾煎多利魚佐松子羅勒青醬

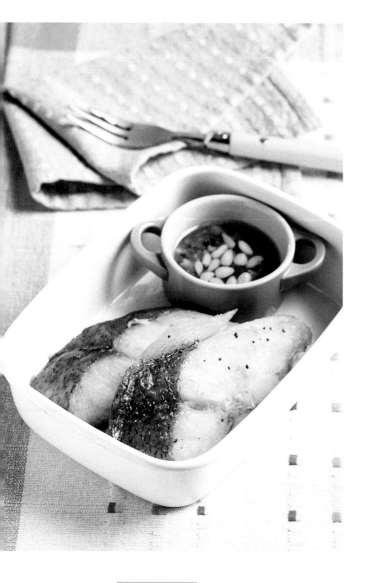

材料（一人份）

多利魚 … 150g（2 片）

無鹽奶油 … 50g

鹽 … 2g

黑胡椒 … 1g

松子羅勒青醬（請見 p.40）… 1 湯匙

作法

1 將無鹽奶油放入平底鍋中，開中小
　火預熱融化。

2 多利魚沖洗一下用廚房紙巾吸乾多
　餘水分後，放入鍋中煎至兩面呈金
　黃色。

3 煎熟後取出盛盤，搭配松子羅勒醬
　的優雅香氣一起享用。

	每份（不含佐醬）				
冷藏保存 2〜3 天	淨碳水化合物 0 g	脂肪 45.5 g	蛋白質 67.2 g	膳食纖維 0 g	熱量 661 kcal

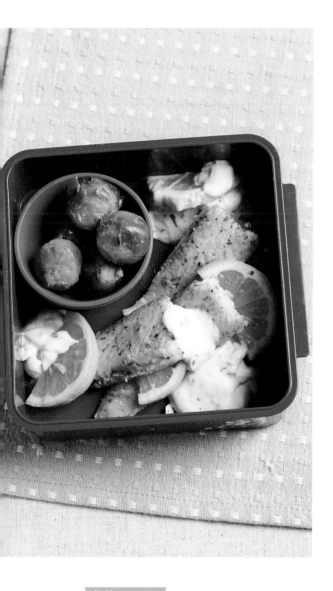

有如餐廳級的高級魚排

奶油檸香多利魚

材料（一人份）

多利魚 … 300g

橄欖油 … 60g

大蒜 … 6g

黃檸檬汁 … 6g

鹽 … 2g

黑胡椒粉 … 1g

作法

1 取一個小碗，將大蒜、鹽、胡椒粉、檸檬汁拌勻後抹在魚排身上。

2 將橄欖油倒入煎鍋中，再將多利魚塊放入，以中小火油煎，翻面後放入奶油塊煎煮 2 分鐘。

3 擠一些檸檬汁在魚排上，搭配迷你結球甘藍（不計算在營養成分中）一起享用。

Tips 也可以搭配希臘優格醬（請見 p.48）享用，享受清爽的風味。

冷藏保存	每份（不含佐醬）				
	淨碳水化合物	脂肪	蛋白質	膳食纖維	熱量
1～2 天	1 g	71.7 g	49.8 g	0 g	839 kcal

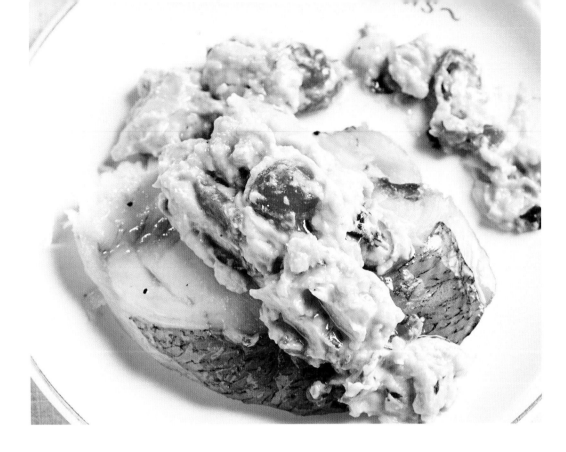

搭配常備酪梨醬，帶來豐富的脂肪與蛋白質

酪梨白肉魚

材料（一人份）

帶皮白肉魚 … 150g（1 片）

無鹽奶油 … 30g

鹽 … 2g

黑胡椒 … 1g

酪梨醬（請見 p.52）… 3 湯匙

作法

1 將無鹽奶油放入平底鍋以中小火加熱融化。

2 將帶皮白肉魚沖洗一下，再用廚房紙巾吸乾多餘水分後，放入鍋中煎至兩面呈現金黃色澤。

3 煎熟後取出盛盤，搭配酪梨果油調味醬一起享用即完成。

每份（不含佐醬）

冷藏保存 2～3 天	淨碳水化合物	脂肪	蛋白質	膳食纖維	熱量
	0.3 g	28 g	21 g	6 g	334 kcal

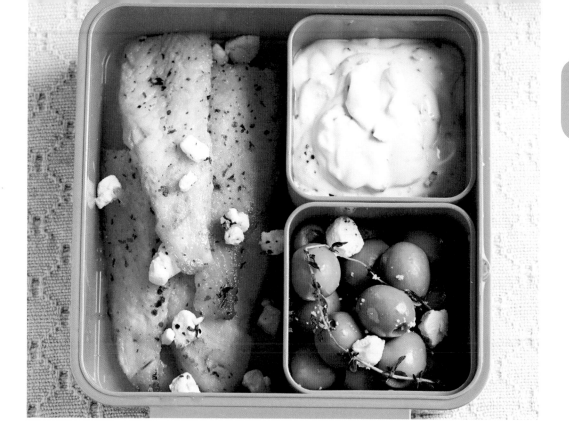

搭配綠橄欖與希臘優格醬，清爽不膩口

綠橄欖奶油白醬魚

材料（一人份）

帶皮白肉魚 … 240g（1 片）

無鹽奶油 … 50g

鹽 … 2g

黑胡椒 … 1g

綠橄欖 … 10g（約 6 ～ 7 顆）

乾酪碎 … 30g

希臘優格醬（請見 p.48）… 2 湯匙

作法

1 將無鹽奶油放入平底鍋以中小火加熱融化。

2 將帶皮白肉魚沖洗一下，再用廚房紙巾吸乾多餘水分後，放入鍋中煎至兩面呈現金黃色澤。

3 煎熟後取出盛盤，搭配綠橄欖、乾酪碎、希臘優格醬即完成。

	每份（不含佐醬）				
冷藏保存 **1～2** 天	淨碳水化合物 **1** g	脂肪 **55** g	蛋白質 **42** g	膳食纖維 **1** g	熱量 **694** kcal

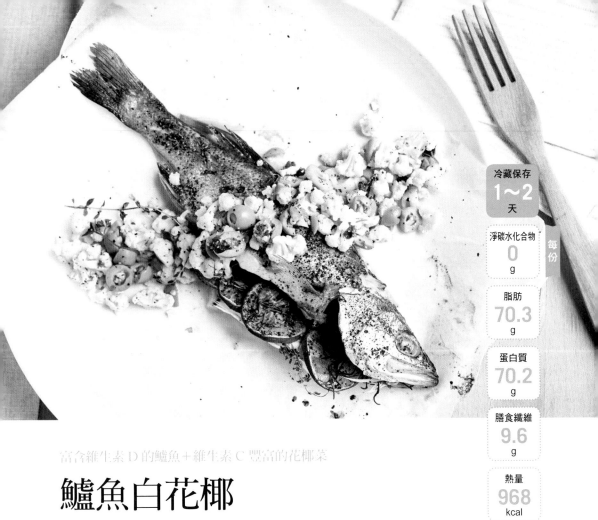

冷藏保存		
1~2 天		每份
淨碳水化合物 **0** g		
脂肪 **70.3** g		
蛋白質 **70.2** g		
膳食纖維 **9.6** g		
熱量 **968** kcal		

富含維生素 D 的鱸魚＋維生素 C 豐富的花椰菜

鱸魚白花椰

材料（一人份）

鱸魚 … 300g
白花椰菜 … 100g
綠橄欖 … 60g
平葉荷蘭芹 … 100g
新鮮薄荷 … 6g
特級初榨橄欖油 … 30g
檸檬 … 60g（一個）
鹽 … 1g
胡椒 … 1g

作法

1　將烤箱預熱至 200℃。鱸魚去除鱗片並剖開腹部。
2　將 10g 橄欖油抹在鱸魚表面再抹上鹽和胡椒粉。
3　將半顆檸檬切成薄片，連同薄荷葉填入鱸魚肚內後，送進烤箱中烤 15 分鐘左右，直到魚全熟。
4　將荷蘭芹和薄荷、綠橄欖切成碎狀；將半顆檸檬擠成汁。
5　取一個大碗，放入切成碎丁的白花椰菜、步驟 4 的材料和 20g 的橄欖油，可以個人口味加入少許鹽調味，混合成「香料花椰沙拉」。
6　從烤箱中取出鱸魚，並與步驟 5 的香料花椰沙拉一起享用。

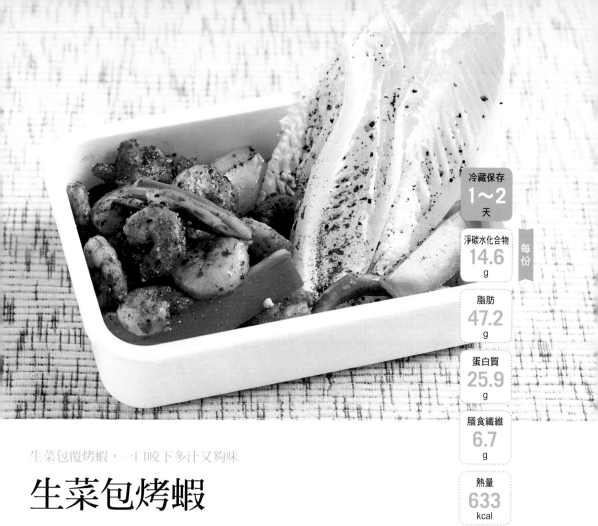

冷藏保存
1～2
天

淨碳水化合物
14.6
g
每份

脂肪
47.2
g

蛋白質
25.9
g

膳食纖維
6.7
g

熱量
633
kcal

生菜包覆烤蝦，一口咬下多汁又夠味

生菜包烤蝦

材料（一人份）

蝦仁 … 192g
黃椒或紅椒 … 120g
特級初榨橄欖油 … 45g
鹽 … 1g
檸檬 … 80g（1 顆）
生菜葉 … 250g

作法

1 將烤箱預熱至 200℃

2 在一個大碗中，放入切成片狀的紅椒、黃椒、蝦仁、
  橄欖油、鹽混合均勻。

3 用橄欖油塗抹烤盤，在烤盤上放入步驟 2 的蝦仁、
  紅黃椒等食材，烘烤約 10 分鐘直到蝦仁熟了為止。

4 取出烤蝦淋上新鮮檸檬汁，利用生菜包覆檸檬烤蝦
  即可食用。

  Tips 可依個人口味，加入新鮮香菜或西班牙紅椒粉添加
  風味。

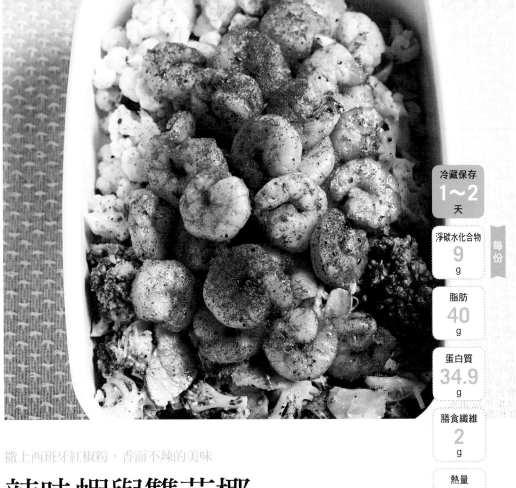

撒上西班牙紅椒粉，香而不辣的美味

辣味蝦與雙花椰

材料（二人份）

橄欖油 … 10g
白花椰 … 100g
綠花椰 … 100g
牛奶 … 240g
起司 … 80g
培根 … 25g（1 條）
橄欖油 … 45g
蝦仁 … 192g
鹽 … 1g
西班牙紅椒粉 … 適量

作法

1 將 10g 橄欖油加入鍋中，再放入白花椰
  菜以中小火拌炒，再倒入牛奶燉煮到軟並
  不時攪拌，最後加入切碎的起司會開始變
  稠，取出備用。

2 重新起鍋，在鍋中放入培根碎片，以低溫
  煎至酥脆，利用逼出的油脂加入綠花椰炒
  到軟化，取出備用。

3 在同一個煎鍋中，加入 45g 橄欖油油煎鮮
  蝦，再撒上鹽繼續拌炒，將煎好的蝦仁和
  綠白花椰菜盛盤即完成。

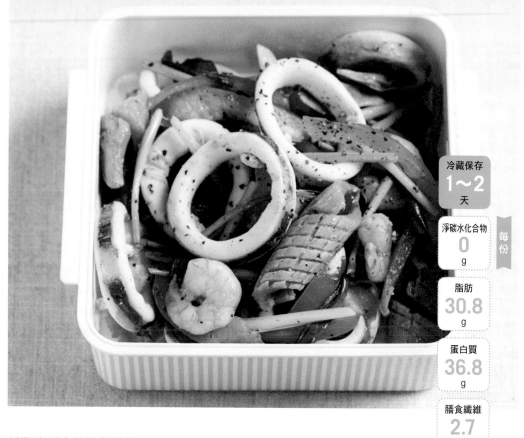

冷藏保存	
1～2 天	每份
淨碳水化合物	
0 g	
脂肪	
30.8 g	
蛋白質	
36.8 g	
膳食纖維	
2.7 g	
熱量	
190.5 kcal	

低脂高蛋白的海鮮沙拉

芹菜辣炒三鮮

材料（一人份）

花枝 … 250g（1/2 尾）
白蝦 … 160g
泡發魷魚 … 200g
芹菜 … 100g
苦茶油 … 30g
薑片 … 1g
辣椒 … 2g 切圈
鹽 … 1g

作法

1 花枝汆燙後沖冷水切花備用；白蝦剝殼從背部劃開去腸泥；泡發魷魚切片；芹菜切段備用。

2 倒入 1 大匙油熱鍋即放入薑片煸香，再放入步驟 1 的海鮮食材快炒均勻。

3 最後加入芹菜段、辣椒拌炒後，加鹽調味即完成，上桌前放上芹菜葉置頂裝飾及增加香氣。

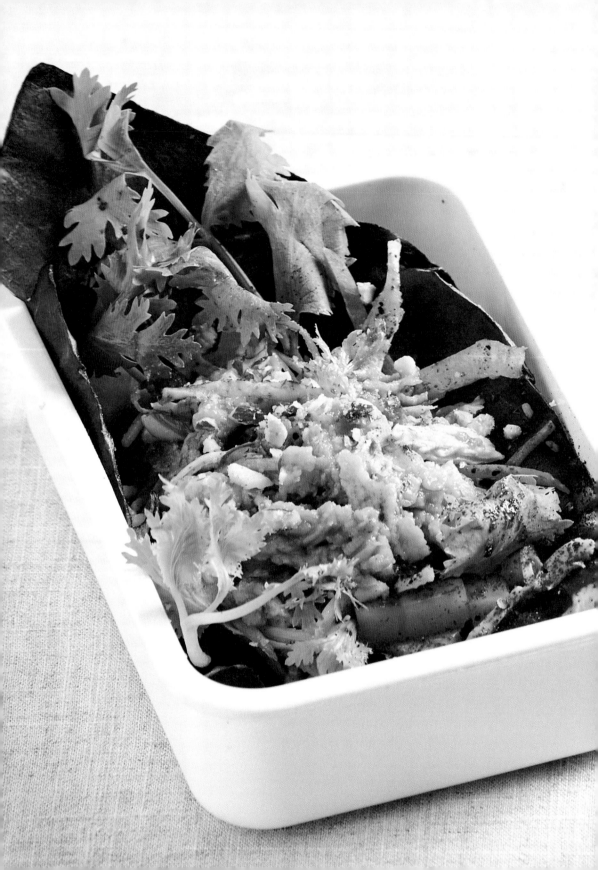

蔬菜＆沙拉

低卡、低碳、高纖維，吃再多也不怕

配合大量的蔬菜，才能兼顧全面營養並避免便祕。
不管是清爽的海鮮沙拉，或是溫暖的豬肉沙拉，
皆以可口、易料理的方式呈現，
連挑食的人也能愛上的蔬食美味。

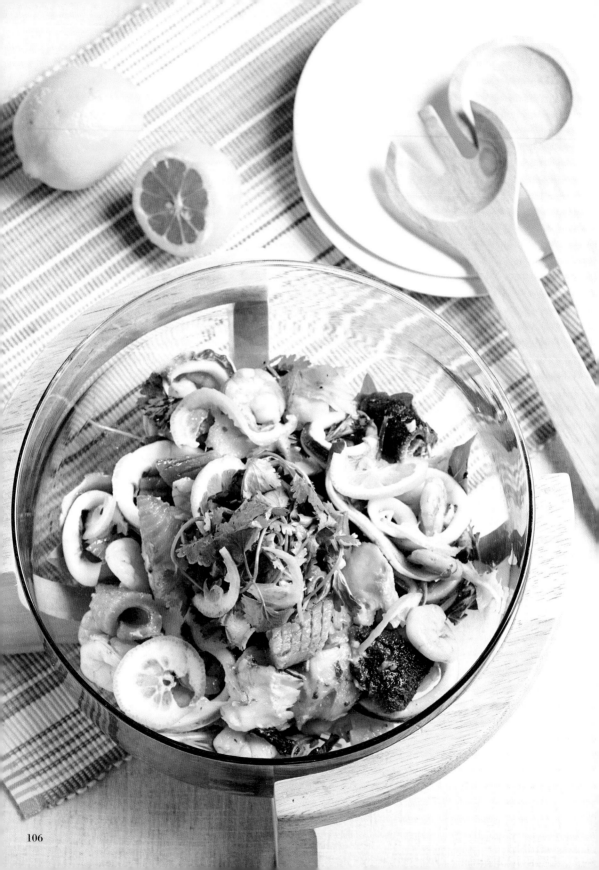

夏日清爽料理

青檸涼拌海鮮沙拉

材料（一人份）

海參 … 100g（1 條）
鮮蝦仁 … 160g（3 尾）
花枝 … 125g（1/2 尾）
白肉魚 … 150g（1 片）

醬汁

檸檬 … 80g（1 顆）
初榨橄欖油 … 50g
鹽 … 1g
黑胡椒 … 1g
香菜 … 少許

作法

1 將海參洗淨切塊，花枝洗淨切成圈狀，白肉
  魚切塊。

2 將海參、白肉魚、蝦仁燙熟後撈起瀝水備用。

3 將花枝圈汆燙約 40 秒後撈起，並沖冷水冷
  卻備用。

4 將醬汁的所有材料放入碗中，攪拌均勻調
  和。

5 取一沙拉碗，將汆燙好的海鮮食材瀝水後放
  入，再加入調製好的醬汁拌勻，最後再撒上
  香菜即完成！

冷藏保存
1～2
天

每份

淨碳水化合物
6
g

脂肪
54
g

蛋白質
59
g

膳食纖維
0
g

熱量
729
kcal

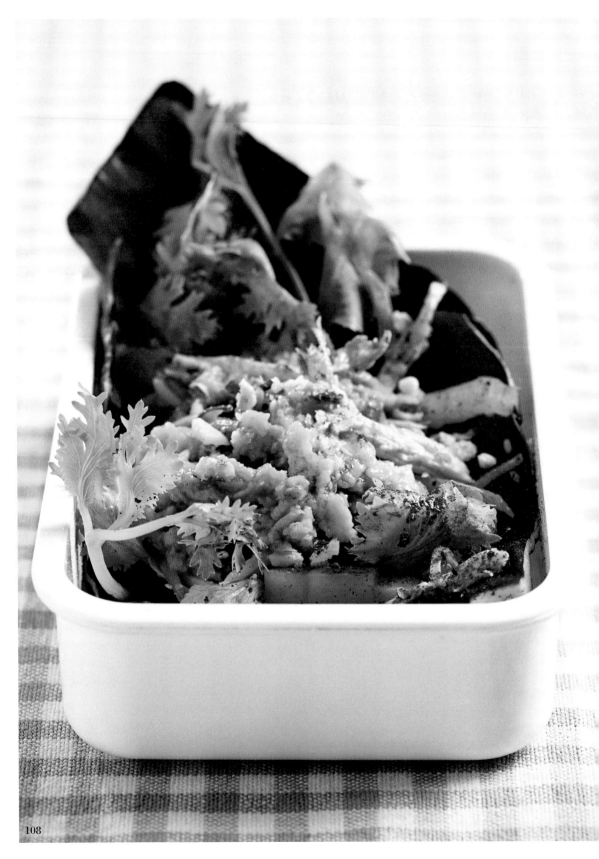

具層次的風味，美味飽足

紫甘藍炙雞腿沙拉

材料（二人份）

帶皮去骨雞腿肉 … 199g（1 支）

紫甘藍 … 50g（1 大葉）

胡蘿蔔 … 100g（1/3 根）

酪梨 … 200g（1 顆）

香菜 … 105g

切碎的堅果類 … 22g

初榨橄欖油 … 20g

蘋果醋 … 50g

作法

1　將胡蘿蔔去皮切成絲，酪梨、香菜大致剁碎備用。

2　取一平底鍋以中火加熱，將雞腿的雞皮朝下乾煎，
　　逼出油脂後，翻面再煎熟後取出，放涼後再切成
　　適口大小。

　　Tips1　這裡雞腿肉不須調味，才能吃出蔬菜、醬汁、肉
　　　　　品的層次風味。

　　Tips2　煎出的雞油先保留，等會兒作為攪拌沙拉用。

3　取一大碗先鋪上紫甘藍打底，再依序放入胡蘿蔔
　　絲、切碎的酪梨與香菜，撒上堅果，並加入初榨
　　橄欖油、果醋輕輕攪拌混合。

　　Tips　也可以搭配 p.40 ～ p53 所有的醬汁，呈現不同的
　　　　　風味變化。

4　將煎好的雞腿肉放上，再淋上雞油攪拌即完成。

冷藏保存
1～3
天

淨碳水化合物
3.8
g

每份

脂肪
38.5
g

蛋白質
20
g

膳食纖維
6.5
g

熱量
475
kcal

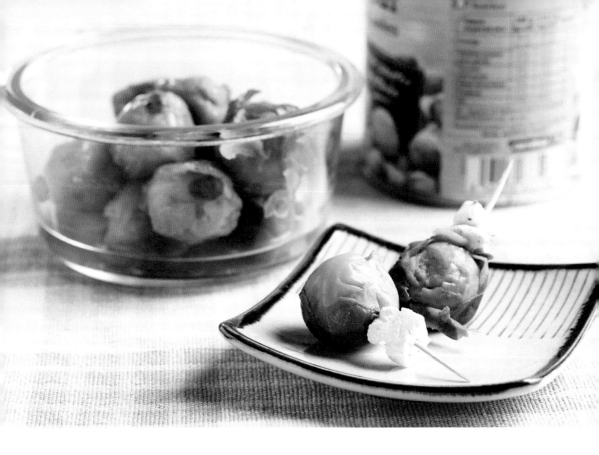

即開即食．快速方便

迷你珍珠甘藍乾酪

材料

迷你珍珠甘藍 … 50g

乾酪 … 60g

橄欖油醋醬（請見 p.44）… 10g

作法

1 將市售的迷你珍珠甘藍搭配切成小塊的乾酪、淋上橄
欖油醋醬，成為美味的一口小點沙拉。

冷藏保存 1～2 天	淨碳水化合物 4 g	脂肪 27 g	蛋白質 25 g	膳食纖維 1 g	熱量 415 kcal

每份

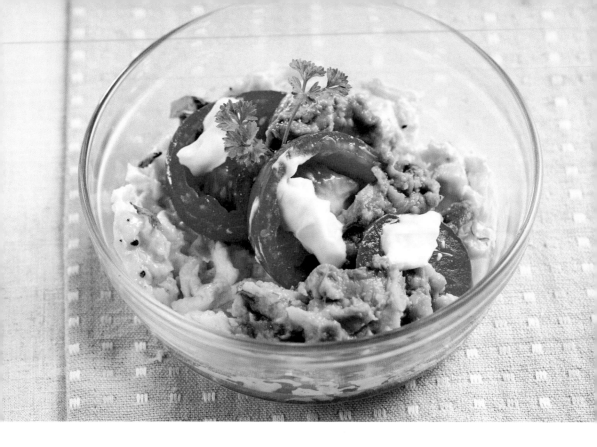

美麗的配色，讓人食指大動

酪梨番茄蛋沙拉

材料

雞蛋 … 110g（2 顆）
酪梨 … 100g（1/2 顆）
牛番茄 … 150g（1 顆）
初榨橄欖油 … 30g
新鮮香草

作法

1 熱油鍋，加入兩顆攪拌均勻的蛋液拌炒。

2 視個人喜歡的口感，將酪梨果肉切成小塊或剁碎。牛番茄切成片狀。

3 取一沙拉碗，先放上炒蛋、再放上酪梨與牛番茄，可視個人喜好加上新鮮香草葉，最後再用淋上初榨橄欖油。

Tips1 可視個人口味添加鹽或胡椒，不過橄欖油是主要味道的關鍵，添加足量時，就能帶來新鮮極好的香氣。

Tips2 也很適合搭配 p.40 ～ p.53 的所有醬料享用。

冷藏保存 1～2 天	每份				
	淨碳水化合物 8.5 g	脂肪 47 g	蛋白質 17 g	膳食纖維 4 g	熱量 531 kcal

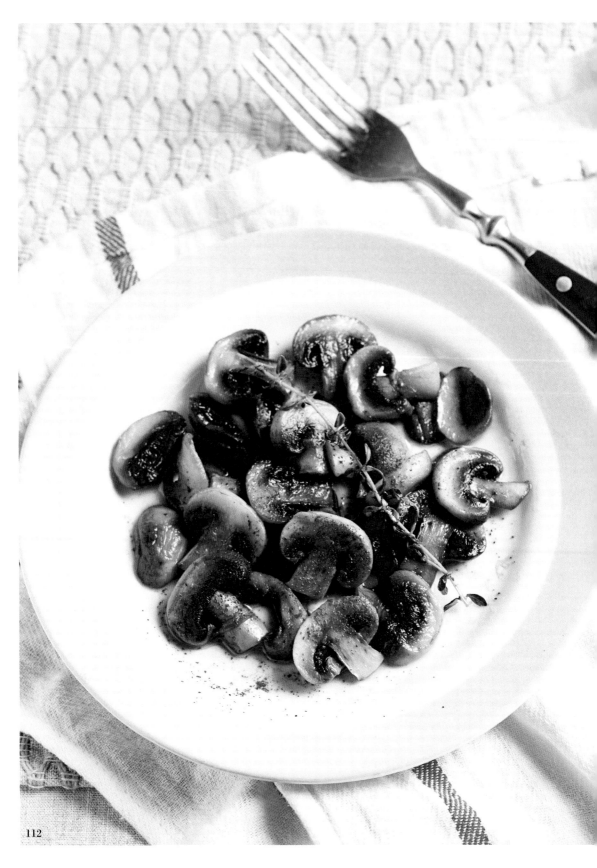

炙燒奶油百里香蘑菇

材料（一人份）

蘑菇 … 70g（8 ～ 9 朵）

奶油 … 30g

橄欖油 … 5g

鹽 … 1g

黑胡椒 … 1g

紅椒粉 … 少許

新鮮百里香 … 1 株

作法

1 將蘑菇洗淨切成片狀。

2 以橄欖油加熱平底鍋後，將蘑菇片放入炙燒，
出水後加入奶油及百里香一起拌香即可關火。

3 以鹽、胡椒及一些紅椒粉調味即完成。

冷藏保存
1～2
天

淨碳水化合物
0
g

每份

脂肪
33
g

蛋白質
7
g

膳食纖維
3
g

熱量
313
kcal

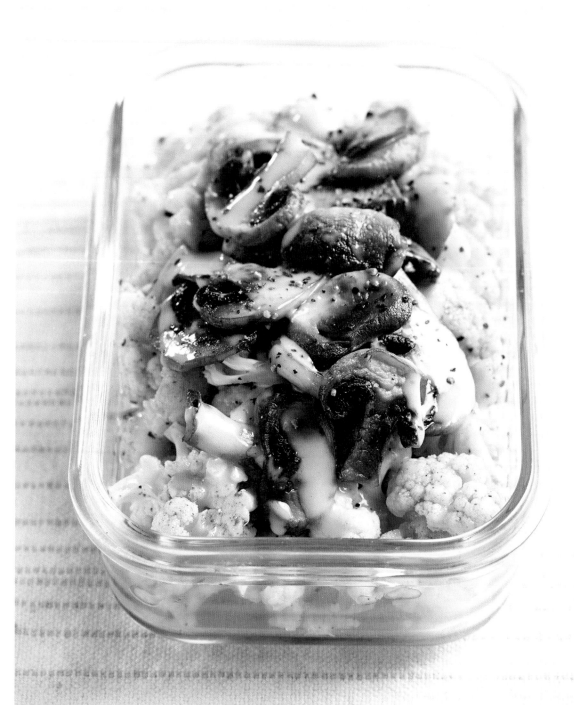

蘑菇、白花椰、鮮奶油組成的白色美味

低碳蘑菇白花椰

材料（一人份）

蘑菇 … 60g（6 朵）

白花椰菜 … 100g

橄欖油 … 10g

鮮奶油 … 60g

帕馬森起司 … 25g

鹽 … 1g

黑胡椒 … 1g

開水 … 200g

作法

1　將白花椰菜洗淨切碎，蘑菇洗淨切成片狀。

2　以橄欖油加熱平底鍋後，將蘑菇片放入煎香。

3　加入開水和白花椰攪拌均勻，上蓋燜 5 分鐘。

4　開蓋收汁，確認鍋底部沒有水分時再加入鮮奶油、帕馬森起司或喜歡的香料，以鹽和黑胡椒調味即完成。

冷藏保存
2～3
天

淨碳水化合物
7.7
g

每份

脂肪
42
g

蛋白質
17
g

膳食纖維
4
g

熱量
474
kcal

培根酪梨蔬菜捲

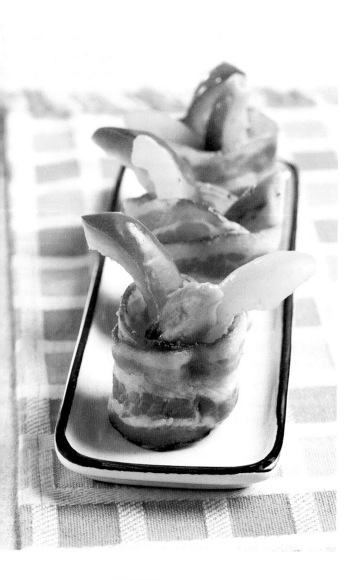

材料（一人份）

培根 … 25g（1 片）
酪梨 … 20g（1 片）
紅椒 … 10g（1 片）
黃椒 … 10g（1 片）

作法

1 將培根煎熟、酪梨、紅椒、黃椒切
　成片狀備用。
2 用培根包捲酪梨、紅椒，無須調味
　即可享用。

冷藏保存	每份				
	淨碳水化合物	脂肪	蛋白質	膳食纖維	熱量
1～2 天	0.7 g	18 g	4 g	1 g	184 kcal

與任何食材都很對味的清香櫛瓜

焗烤櫛瓜捲

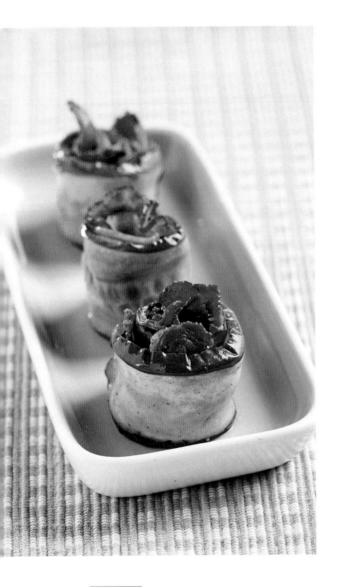

材料（一人份）

櫛瓜 … 227g

雞蛋 … 55g（1個）

牛番茄 … 80g（1顆）

乾酪 … 53g

莫扎里拉起司 … 60g

羅勒 … 50g

橄欖油 … 20g

鹽 … 1g

黑胡椒 … 1g

作法

1 將牛番茄切成小丁狀，培根切成小塊，羅勒大致切細碎備用。

2 取個一大碗，打入雞蛋，放入步驟1的食材，加入少許鹽攪拌混合均勻。

3 將櫛瓜切成薄長條狀，用少許鹽和胡椒調味後，放在平底鍋上雙面煎到柔軟和收水並產生香氣，取出備用。

4 將步驟3混合好的食材均勻的鋪在櫛瓜片上，並撒上乾酪，再將櫛瓜片捲起。

5 將櫛瓜捲捲起的交接面壓在平底鍋中，再撒上莫扎里拉起司，前到起司融化即可。

冷藏保存	每份				
	淨碳水化合物	脂肪	蛋白質	膳食纖維	熱量
3～4 天	9.3 g	49 g	53 g	5 g	743 kcal

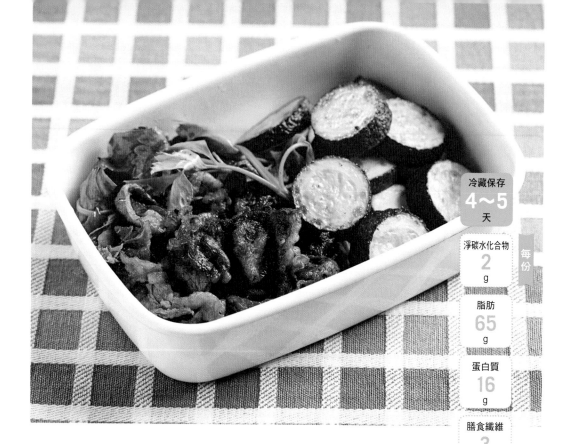

冷藏保存
4～5
天

每份

淨碳水化合物
2
g

脂肪
65
g

蛋白質
16
g

膳食纖維
3
g

熱量
663
kcal

久放也不用擔心出水的溫沙拉

櫛瓜西芹雪花牛溫沙拉

材料（一人份）

雪花牛或牛五花 … 150g（2 片）

綠櫛瓜 … 200g

芹菜葉 … 80g（1 根）

特級初榨橄欖油 … 30g

海鹽 … 1g

黑胡椒粉 … 1g

作法

1 將櫛瓜洗淨切成薄片狀備用。

2 取一烤盤將牛肉片兩面煎至肉色，帶有漂亮烤痕即可取出切小片備用。

3 利用步驟 2 逼出的牛油煎烤櫛瓜片，快速煎製翻面即可取出盛盤。

4 取一沙拉盤加入芹菜葉鋪底，放上烤好的櫛瓜及牛肉片，再淋上特級初榨橄欖油、撒一小搓鹽和黑胡椒調味。

Tips 也可以搭配 p.40 ～ p.53 所有的醬汁，呈現不同的風味變化。

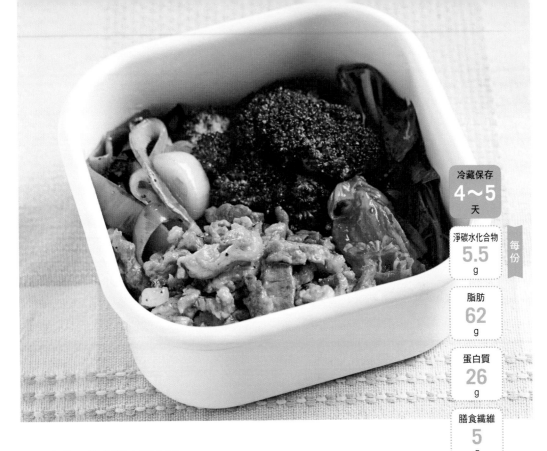

冷藏保存
4～5
天

淨碳水化合物
5.5
g

每份

脂肪
62
g

蛋白質
26
g

膳食纖維
5
g

熱量
697
kcal

利用泡菜，帶來調味與香氣

泡菜豬肉沙拉

材料（一人份）

豬五花肉片 … 150g
紫洋蔥 … 30g（1/3 顆）
綠花椰菜 … 100g（1/3 顆）
泡菜 … 100g
橄欖油 … 10g
水 … 100g

作法

1　把紫洋蔥、豬肉切成絲狀，放到水裡煮熟後，撈出瀝水備用。

2　用手擠壓泡菜，讓泡菜汁和泡菜分離，並把泡菜切成絲狀備用。

　　Tips　如果擔心市售泡菜太鹹或太辣，也可以先過水消去一些調味。

3　把步驟 1 的食材放到大碗裡，加入橄欖油、泡菜絲拌勻入味備用。

4　將花椰菜洗淨切成小朵狀後放到鍋裡，倒入水後上蓋蒸約 3 ～ 5 分鐘。

5　把蒸好的花椰菜搭配步驟 3 已入味的泡菜豬肉沙拉即可享用。

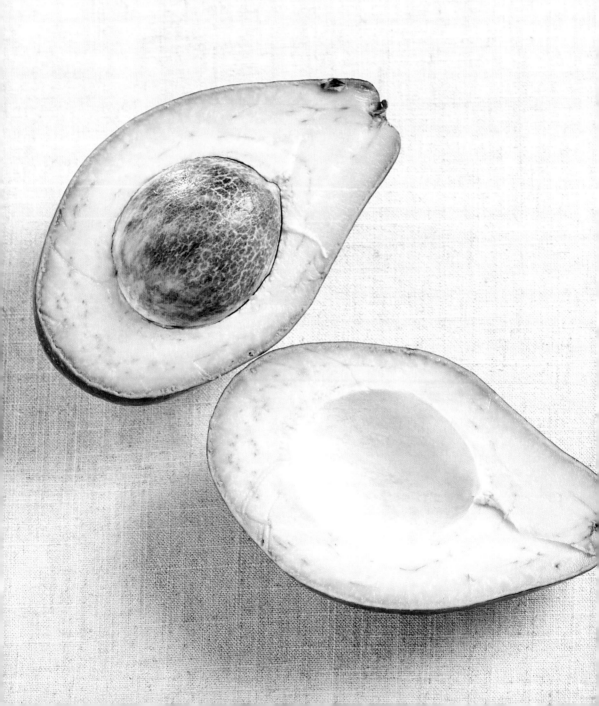

酪梨料理

享受超級生酮食物的多變吃法

含有豐富油脂、幾乎不含碳水化合物的酪梨，
是生酮飲食裡的重要食材。
除了直接食用、打成酪梨果汁之外，
融入到各種料理之中，品嚐豐富的好滋味。

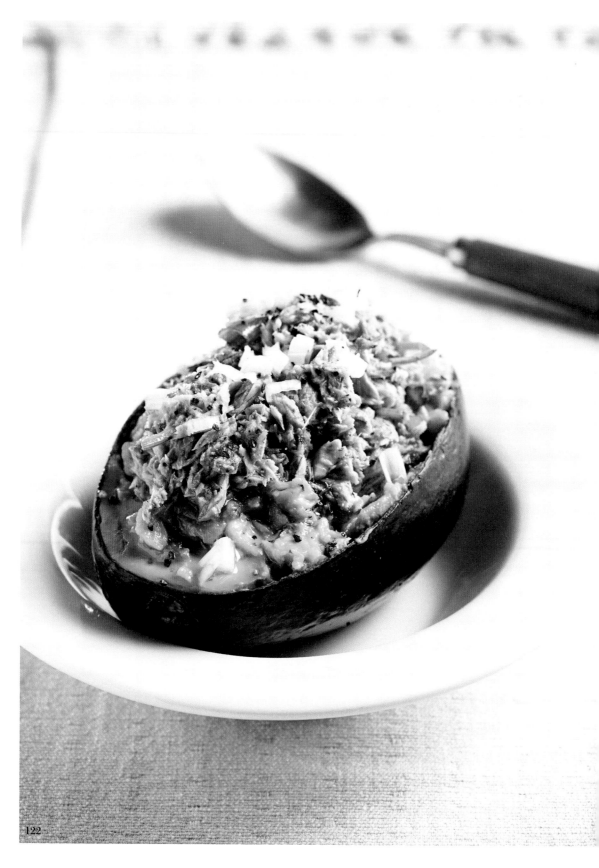

保留酪梨外殼，作為漂亮的沙拉盆

鮪魚酪梨盅

材料（一人份）

酪梨 … 200g（1 顆）

鮪魚罐 … 185g（1 罐）

青蔥 … 50g（1 根）

新鮮的香菜 … 少許

黑胡椒 … 適量

作法

1 將酪梨對切成兩半，將籽去除，將果肉挖出，
   需小心保留酪梨的外殼。

2 將鮪魚罐頭去除多餘湯汁。

3 取一個碗，將所有材料混合並調味。

4 將步驟 3 混合好的食材填入酪梨殼中，最上
   面再撒上一些新鮮的香菜裝飾即完成。

冷藏保存
1～2
天

每份

淨碳水化合物	脂肪	蛋白質	膳食纖維	熱量
0.9 g	**20** g	**13** g	**9** g	**269** kcal

酪梨可消除眼睛疲勞

酪梨中含有豐富的葉黃素，對於回復視力、消除眼睛
疲勞以及乾眼症都很有效果。抗老化效果也很高，身
體吸收後大部分都會留在眼睛網膜與水晶體，幫助眼
睛健康。此外酪梨中還有維生素 C 和 E，可防止水晶
體老化，對恢復視力、預防眼睛疲勞很有幫助，建議
用眼過度的上班族、視力退化的銀老族可多多食用。

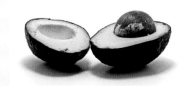

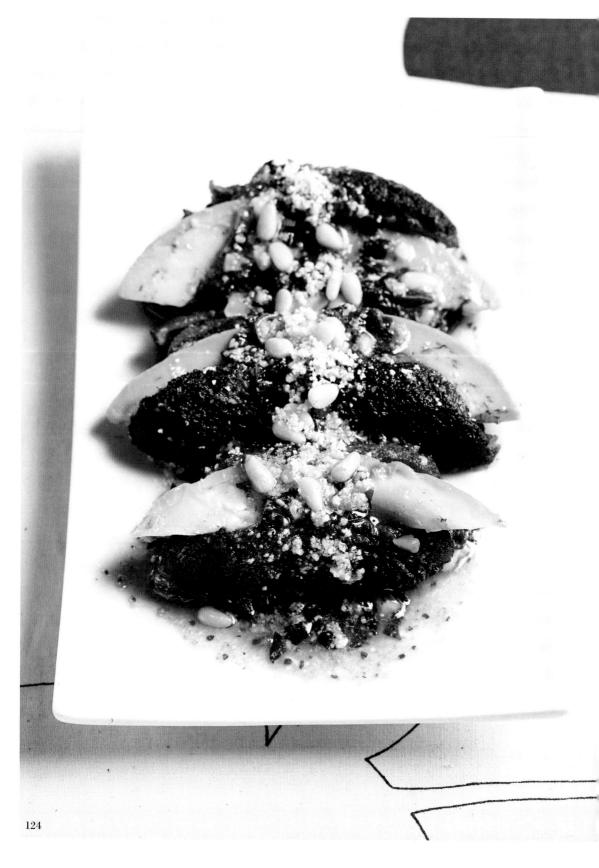

大口享用高蛋白、低脂肪的海參

酪梨海參捲

材料（一人份）

酪梨 … 100g（1/2 顆）

海參 … 150g（1 尾）

醬汁

橄欖油 … 10g

堅果碎粒 … 50g

鹽 … 2g

黑胡椒 … 適量

作法

1 將酪梨去籽去皮後，切成片狀。

2 將海參對半切，把內臟取出洗淨，再切成塊狀。

　　Tips1 海參不要切太小塊，以免煮的時候變得軟爛。

　　Tips2 這道料理以海參搭配酪梨片，盡量讓兩者的
　　　　　 大小相近，視覺上看起來會更為美觀。

3 將海參放入熱水汆燙後，撈起放涼備用。

4 取一小碗將全部醬汁材料混合後備用。

5 海參夾入一片酪梨，再淋上醬汁即完成。

冷藏保存

1～2 天

淨碳水化合物

0.4 g

每份

脂肪

44 g

蛋白質

22 g

膳食纖維

4 g

熱量

530 kcal

利用微酸微甜的新鮮橙汁作為提味

橙汁酪梨鮮蝦

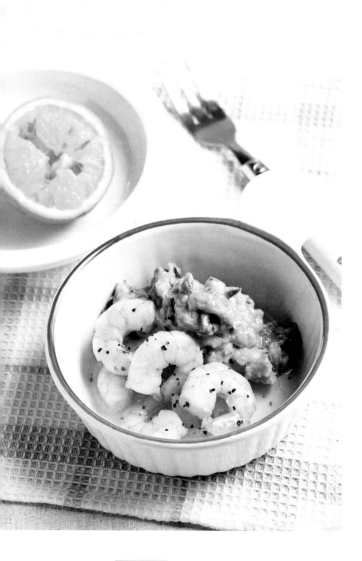

材料（一人份）

酪梨 … 200g（1 顆）

蝦仁 … 320g

牛番茄 … 150g（1 顆）

新鮮橙汁 … 25g

橄欖油 … 45g

新鮮香菜末 … 2g

海鹽 … 1g

作法

1 將蝦仁燙熟，取出放涼後，加入現
擠橙汁混合醃製，放入冰箱備用。

2 取出酪梨果肉，視個人喜好切成塊
狀或泥狀。番茄切成小塊。

3 取一個大碗，放入切好的酪梨、番
茄，再加入橄欖油、海鹽、香菜碎
末輕輕攪拌混合。

4 將步驟 1 的橙汁蝦仁與步驟 3 的酪
梨沙拉混合即可享用。

冷藏保存	每份				
	淨碳水化合物	脂肪	蛋白質	膳食纖維	熱量
1～2 天	10.3 g	56 g	42 g	10 g	749 kcal

作為早餐、點心，都能帶來滿滿營養

雞蛋培根焗酪梨

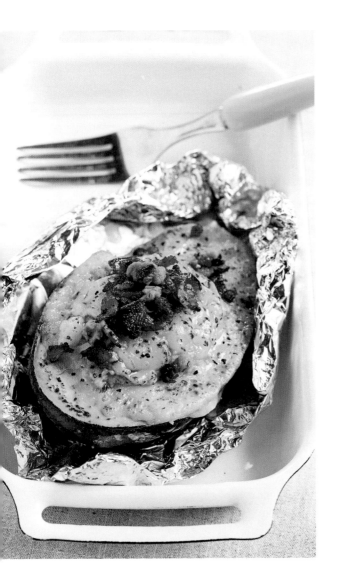

材料（二人份）

酪梨⋯200g（1個）

雞蛋⋯110g（2個）

培根⋯25g（1片，切碎）

起司條⋯20g

作法

1 先將烤箱以 230℃ 預熱。

2 將酪梨切成兩半，挖掉果核。

3 將雞蛋打入酪梨果核的凹洞裡，撒上起司條、切碎的培根，放上烤盤，烘烤約 15 分鐘即完成。

冷藏保存	淨碳水化合物	脂肪	蛋白質	膳食纖維	熱量
2～3 天	**1** g	**19.5** g	**16** g	**4** g	**273** kcal

每份

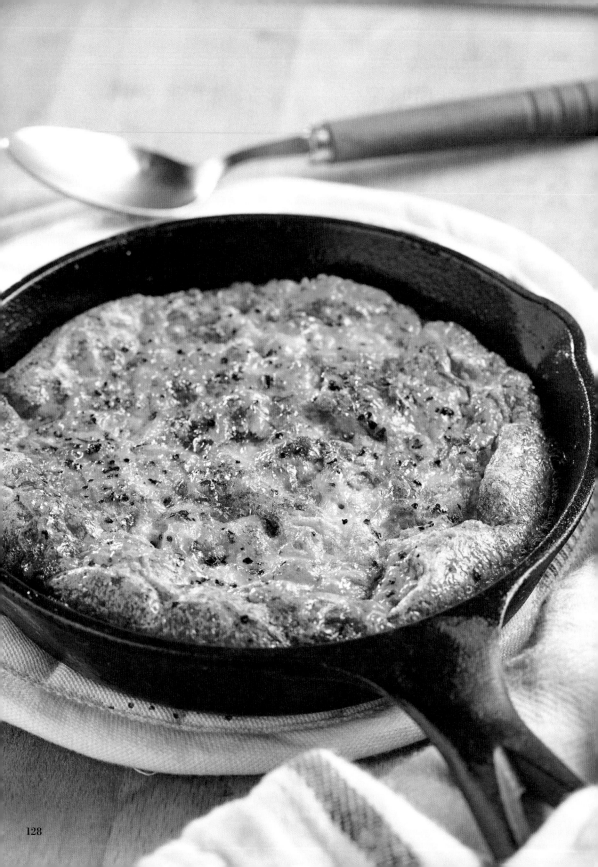

滑嫩順口，西式家常料理

酪梨乳酪烘蛋

材料（一人份）

酪梨 … 200g（1 顆）

雞蛋 … 110g（2 顆）

橄欖油 … 20g

乳酪起司 … 60g

鹽 … 1g

黑胡椒粉 … 1g

作法

1 將酪梨去皮、去核、取出果肉，切成小塊狀。

2 將兩顆雞蛋打散，加入鹽、黑胡椒粉攪拌均勻備用。

3 熱油鍋，將步驟 2 的蛋液倒入，待蛋液稍微凝固後平均放入酪梨肉丁，以小火慢慢把蛋烘熟。

4 撒上乳酪起司後，蓋上鍋蓋 2 分鐘使其稍微融化，再開蓋散除蒸氣，關火即完成。

冷藏保存
3～5
天

每份

淨碳化合物
1.9
g

脂肪
61
g

蛋白質
21
g

膳食纖維
8
g

熱量
676
kcal

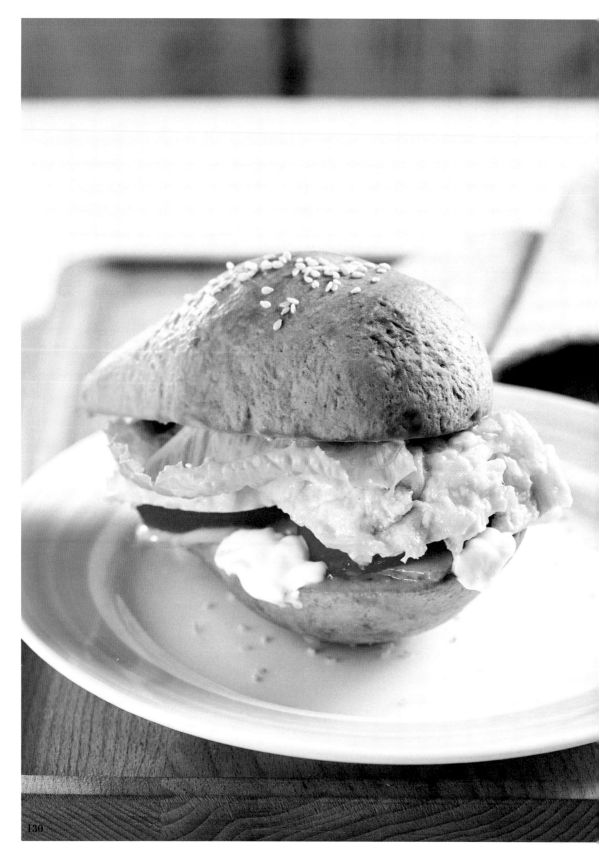

自製獨一無二的超級酪梨堡

酪梨培根蛋漢堡

材料（一人份）

酪梨 … 200g（1 顆）

培根 … 25g（1 條）

雞蛋 … 50g（1 個）

美生菜 … 30g（1 片）

牛番茄 … 15g（1 片）

白芝麻 … 少許

希臘優格沙拉醬（請見 p.48）… 30g

作法

1 將培根煎熟，對切成兩半。煎一顆荷包蛋。

2 將軟硬適中的酪梨對切、去除果核、剝去外皮
備用。

3 將希臘優格沙拉醬抹在兩片酪梨的內側。

4 依序將培根片、荷包蛋、生菜片、番茄片夾入。

5 撒上一點烤過的白芝麻在酪梨表面即完成。

冷藏保存
1～2
天

淨碳水化合物
3.6
g

每份

脂肪
34
g

蛋白質
18
g

膳食纖維
10
g

熱量
419
kcal

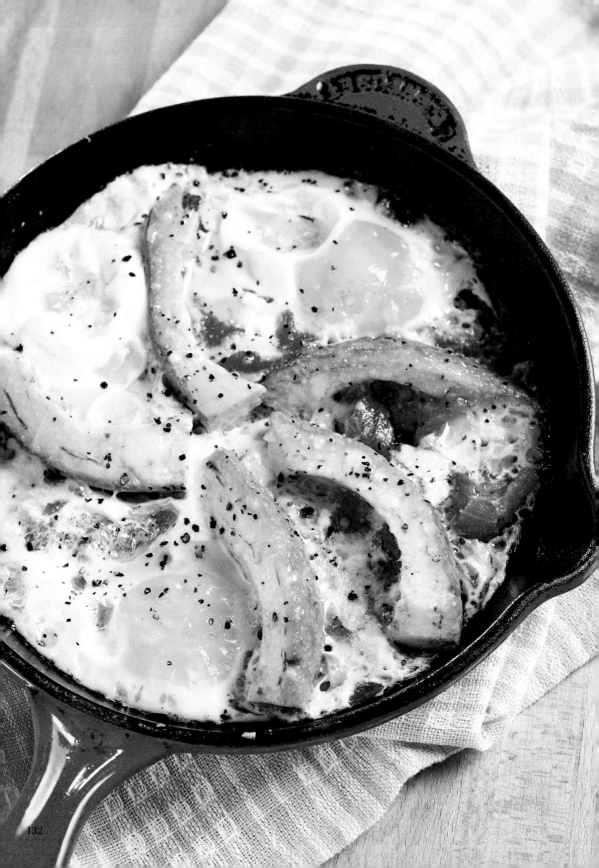

華麗的酪梨雞蛋圓舞曲

鐵鍋烤酪梨蛋

材料

酪梨 … 200g（1 顆）

雞蛋 … 165g（3 個）

橄欖油 … 50g

牛番茄 … 15g（1 片）

黑胡椒 … 適量

作法

1 將烤箱以 200℃預熱。酪梨去皮去核切片備用。

2 在鐵鍋上抹上一層油，先加入番茄燉煮一下，再將酪梨片以車輪狀放入鍋中，輕輕把三顆雞蛋分別打入酪梨切片中間。

3 撒上黑胡椒進行調味，把煎鍋放入烤箱，等到蛋清都凝固（約 10 ～ 12 分鐘）就可以取出享用。

冷藏保存
1～2
天

每份

淨碳水化合物
1.2
g

脂肪
77
g

蛋白質
25
g

膳食纖維
8
g

熱量
821
kcal

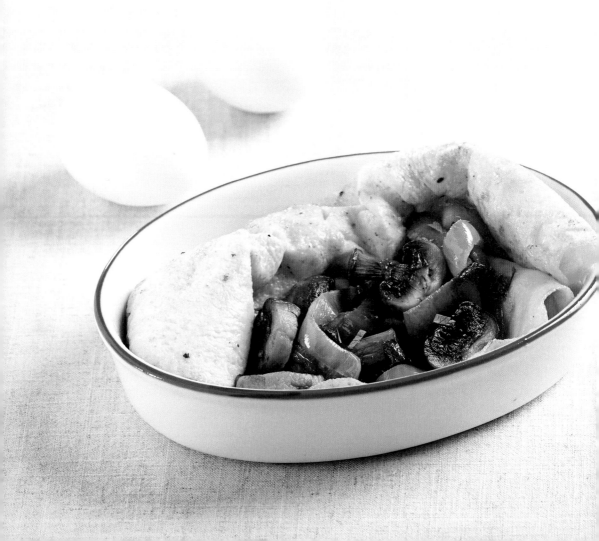

蛋料理

常備好食材，簡單料理、就能快速上菜

雞蛋多變的料理方式，
是冰箱裡不可缺少的常備食材。
除了大家熟悉的水煮蛋、炒蛋、荷包蛋，
還可以做成生酮歐姆蛋、蛋披薩、蛋仔煎，
不論是作為正餐、小吃、小點都美味。

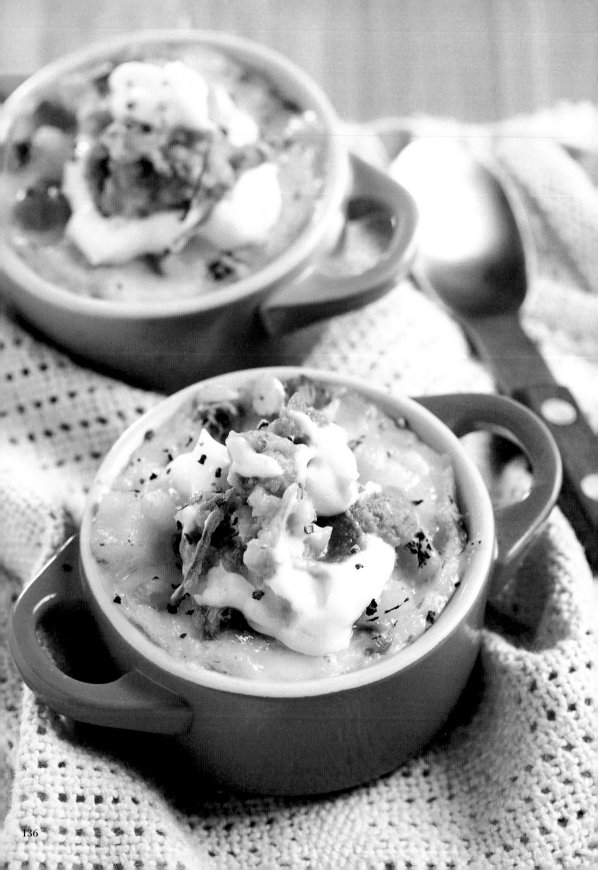

小巧可愛的生酮派對

三色豆酪梨烤蛋

材料（三人份）

雞蛋 … 330g（6 顆）

全脂牛奶 … 60g

三色豆 … 100g

無鹽奶油 … 30g

酪梨 … 100g

鹽 … 1g

胡椒 … 1g

作法

1 將烤箱以 180℃預熱。

2 在一個大碗裡，打入雞蛋，加入牛奶和三色豆、鹽及胡椒攪拌均勻。

3 將混合物均勻分裝在容器中，烘烤 20 ～ 25 分鐘，或直到雞蛋完全煮熟，從烤箱中取出冷卻 5 分鐘。

4 每個烤蛋鋪上切碎的酪梨即完成。

冷藏保存
2～3
天

每份

淨碳水化合物
8.7
g

脂肪
10.6
g

蛋白質
5.3
g

膳食纖維
4
g

熱量
164
kcal

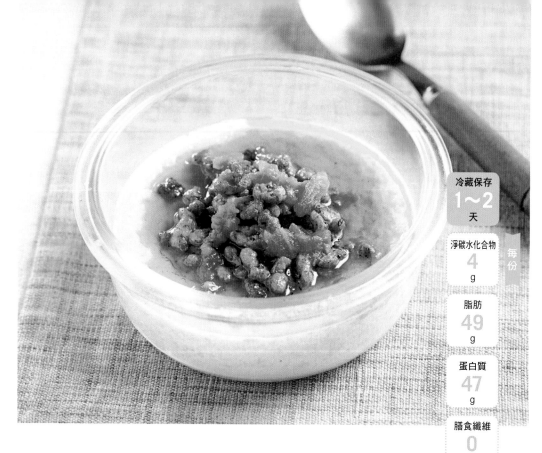

冷藏保存	
1～2	
天	

淨碳化合物	每
4	份
g	

脂肪
49
g

蛋白質
47
g

膳食纖維
0
g

熱量
751
kcal

滑嫩綿密的呡溜口感

肉末番茄雞蛋

材料（一人份）

豬絞肉 … 100g　　　牛奶 … 10g
牛番茄 … 75g（1/2 顆）　雞蛋 … 34g
橄欖油 … 20g　　　鹽 … 1g

作法

1 將豬絞肉、牛番茄切碎，加入鹽攪拌均勻備用。

2 將雞蛋攪打均勻，加入牛奶、橄欖油，放入電鍋蒸熟。

3 將步驟 1 的食材放入平底鍋中，以小火翻炒收汁炒香。

4 取出炒料，鋪放在蒸好的奶蒸蛋上面即完成。

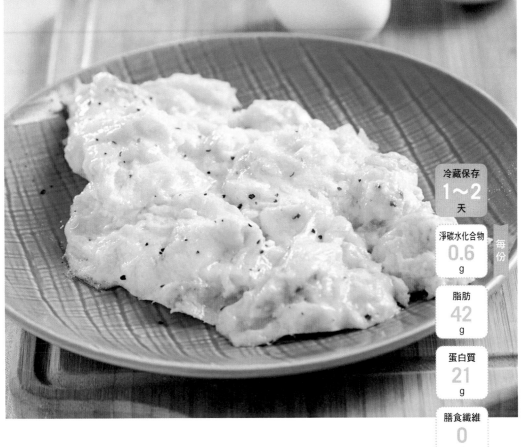

冷藏保存
1～2
天

淨碳水化合物
0.6
g

每份

脂肪
42
g

蛋白質
21
g

膳食纖維
0
g

熱量
463
kcal

生酮飲食的最佳良伴

美式奶油炒蛋

材料（一人份）

雞蛋 … 165g（3 個）
無鹽奶油 … 30g
鹽 … 1g

作法

1　在碗中將打入雞蛋，加入適量鹽和胡椒，攪拌均勻。
2　以中小火熱鍋，放入無鹽奶油融化（需注意不要讓油變成棕色）。
3　將蛋液倒入，快速攪拌 1 ～ 2 分鐘，大約半熟狀態即可關火。

生酮蛋仔煎

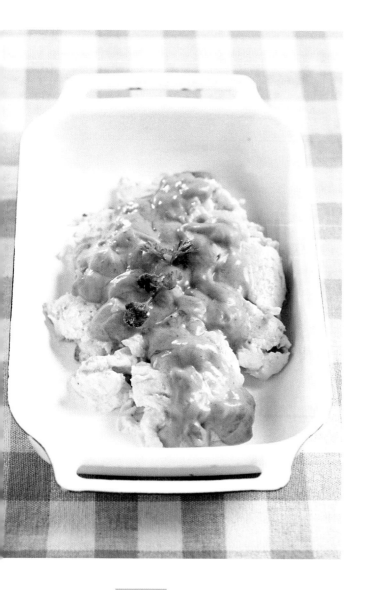

材料（一人份）

雞蛋 … 110g（2顆）
沙拉油 … 10g
洋車前子粉 … 5g
開水 … 30g

醬汁

減鹽醬油 … 5g
辣椒醬：5g
洋車前子粉 … 5g
開水 … 1大匙

作法

1 取一小碗將雞蛋打入，加入洋車前子粉、開水拌勻備用。

2 取一平底鍋加入油預熱後，倒入步驟1的蛋漿煎熟。

3 將全部醬汁的材料調和好，淋在煎熟的蛋仔煎上即完成。

冷藏保存	每份				
	淨碳水化合物	脂肪	蛋白質	膳食纖維	熱量
1～2天	0.6 g	17 g	14 g	8 g	215 kcal

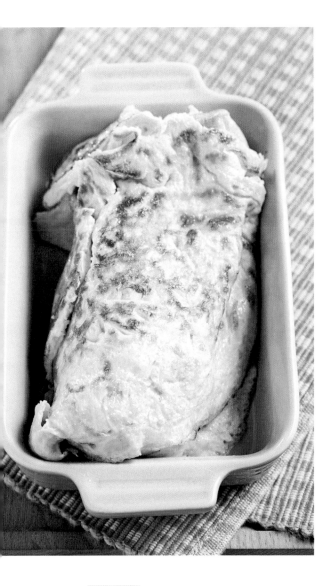

焦香的蛋皮包覆著軟嫩的半熟蛋

虎皮歐姆蛋

材料（一人份）

橄欖油 … 20g

無鹽奶油 … 30g

雞蛋 … 110g（2顆）

乳酪絲 … 50g

作法

1 將蛋打散後，加入融化的奶油繼續
  攪打，再加入橄欖油攪打均勻備用。

2 開小火，將平底鍋預熱抹上橄欖油，
  將步驟1的蛋液倒入，小火慢煎。

3 等蛋皮的邊有些捲起，將乳酪絲鋪
  在蛋皮的一邊，並將另外半邊掀起
  覆蓋，再稍微煎一下即完成。

Tips 也可以搭配上 p.52 的酪梨果油調
  味醬享用。

冷藏保存	每份				
	淨碳水化合物	脂肪	蛋白質	膳食纖維	熱量
1～2 天	2.2 g	68 g	27 g	0 g	720 kcal

生酮蛋披薩

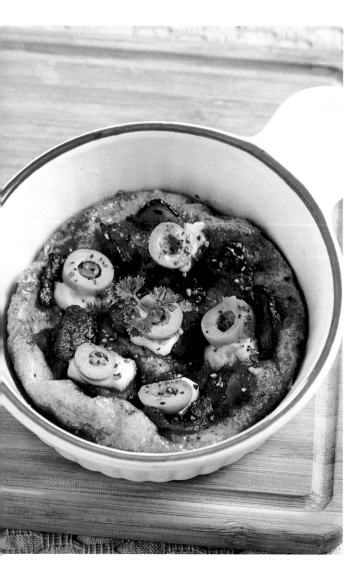

材料（二人份）

雞蛋 … 220g（4 個）

乾酪 … 30g

辣香腸 … 50g

番茄醬 … 15g

薄荷葉 … 1 茶匙

橄欖 … 20g

海鹽 … 1g

作法

1 先將烤箱以 200℃預熱。

2 取一小碗，將蛋打入，再加入乾酪、鹽攪拌均勻。

3 將蛋液放入烤箱烘烤 15 分鐘，直到蛋餅皮外殼變黃，取出並冷卻 1 ～ 2 分鐘。

4 將烤箱溫度提高到 225℃預熱。

5 將番茄醬抹在蛋餅皮表面，撒上薄荷、辣香腸和橄欖。

6 送入烤箱烘烤 5 分鐘，表面呈金黃即完成。

冷藏保存	每份				
	淨碳水化合物	脂肪	蛋白質	膳食纖維	熱量
2～3 天	0.4 g	31 g	24.5 g	0 g	418 kcal

豬油滷蛋板豆腐

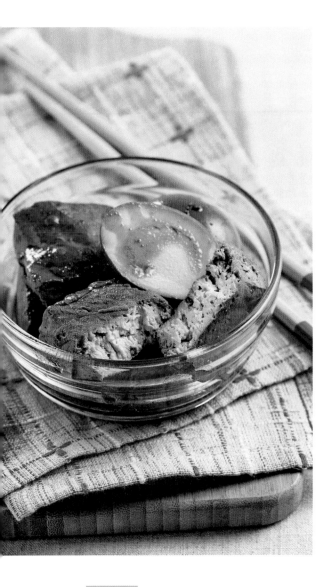

材料（二人份）

水煮蛋 … 110g（2 顆）
板豆腐 … 160g（一盒）
豬油 … 30g
減鹽醬油 … 30g
蔥 … 一根（切段）
赤藻糖 … 7g
胡椒粉 … 1g
水 … 200g

作法

1 豆腐切大塊，將全部材料放入電鍋內鍋，並加水蓋過食材為準。

2 電鍋外鍋加 2 杯水，時間到之後不要開蓋，續悶半小時即完成。

每份				
淨碳水化合物	**脂肪**	**蛋白質**	**膳食纖維**	**熱量**
12.2 g	48 g	28 g	2 g	592 kcal

冷藏保存 3～5 天

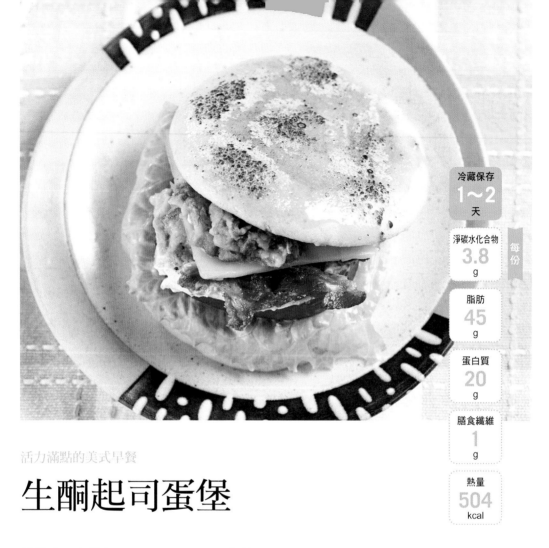

冷藏保存	
1～2	天

淨碳水化合物	每份
3.8 g	

脂肪
45 g

蛋白質
20 g

膳食纖維
1 g

熱量
504 kcal

活力滿點的美式早餐

生酮起司蛋堡

材料（一人份）

雞蛋 … 110g（2 顆）

鹽 … 適量

奶油奶酪 … 120g

洋車前子粉 … 8g

烘焙麵粉 … 2g

起司片 … 20g

培根 … 25g（1 片）

生菜 … 30g（1 片）

牛番茄 … 15g（1 片）

生酮美乃滋醬（請見 p.69）… 30g

作法

1 將蛋白和蛋黃分開，分別放在不同碗中。

2 在蛋白中加入鹽把攪打備用。

3 在蛋黃中加入奶油奶酪攪拌，視個人喜好加入烘焙麵粉和洋車前子粉，可以讓蛋漢堡看起來更像麵包。

4 輕輕把步驟 2 打好的蛋白放入蛋黃中攪拌均勻。

5 將烤箱預熱至 150°C，將步驟 4 的材料放入烤箱，烘烤至表面呈現金黃色即可取出。

6 在兩片蛋漢堡之間，放入起司片、炒熟的培根、番茄片、生菜、生酮美乃滋醬即完成。

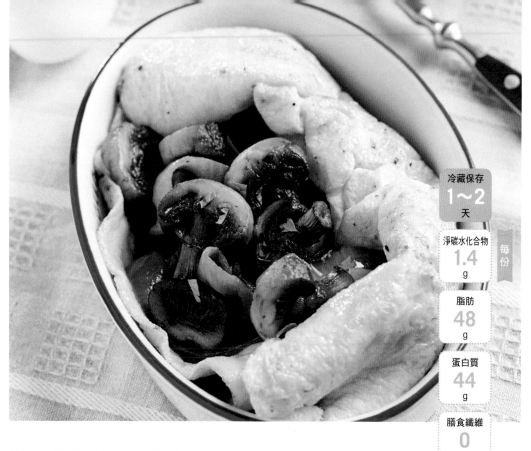

冷藏保存
1～2
天

淨碳水化合物 | 每份
1.4
g

脂肪
48
g

蛋白質
44
g

膳食纖維
0
g

熱量
644
kcal

快速補充元氣的低碳高脂料理

蘑菇蛋餅

材料（一人份）

雞蛋 … 165g（3 個）
無鹽奶油 … 30g
奶酪 … 25g
洋蔥 … 30g（1/5 個）
蘑菇 … 30g（3 個）
鹽 … 2g
胡椒 … 1g

作法

1 將洋蔥切成小丁狀，蘑菇切成片狀，奶酪切成小丁備用。

2 取一小碗，將蛋打入，加入鹽和胡椒，攪打均勻備用。

3 開小火，將奶油放入平底鍋中融化後，倒入攪拌好的的雞蛋液。在蛋液未乾之前，放入奶酪、蘑菇片、洋蔥丁。

4 把蛋餅輕輕對摺，當蛋餅底部變為金黃色取出即完成。

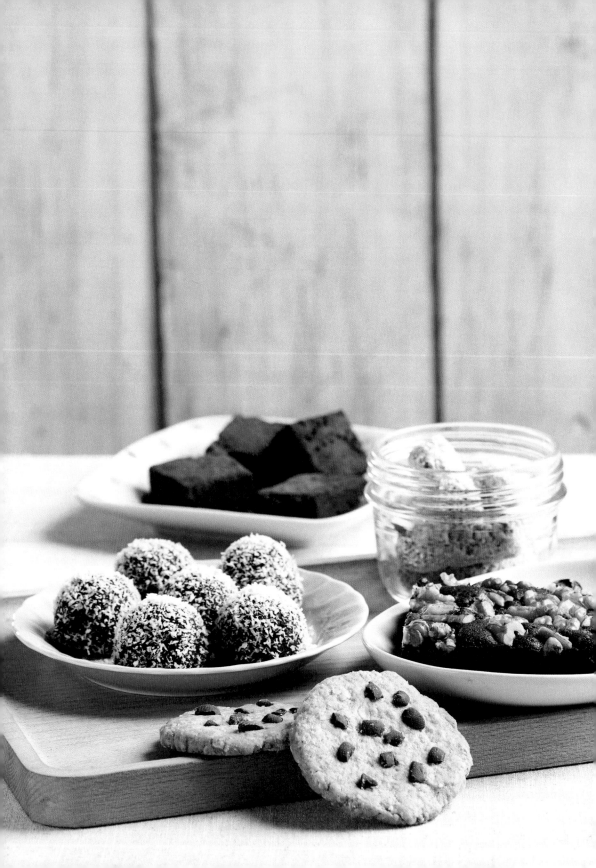

飲品&點心
沒有烘焙經驗，也能成功做出低醣點心

想要健康飲食又無法捨棄甜點、飲料？
本單元教你用赤蘚糖取代一般砂糖，
杏仁粉、椰子粉取代麵粉，
享受與一般甜點無差異的低醣點心。

濃郁順口的香醇飲品

生酮無乳拿鐵

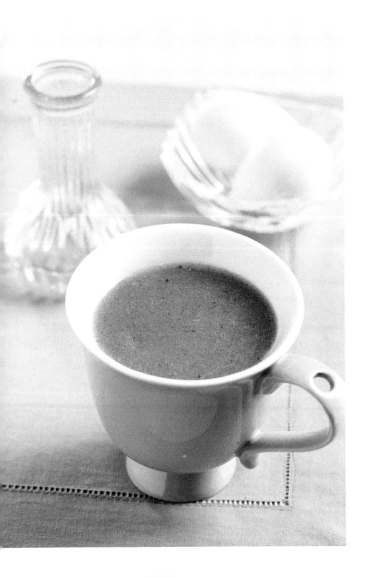

材料（一人份）
生雞蛋 … 55g（1 個）
椰子油 … 24g
冷開水 … 960g
薑黃粉 … 5g
赤藻糖 … 2g

作法
1 將所有材料攪拌均勻即可享用。

	每份				
冷藏保存 **1～2** 天	淨碳水化合物 **0.4** g	脂肪 **35** g	蛋白質 **14** g	膳食纖維 **0** g	熱量 **374** kcal

療癒暖心的輕甜飲品

奶油生酮熱可可

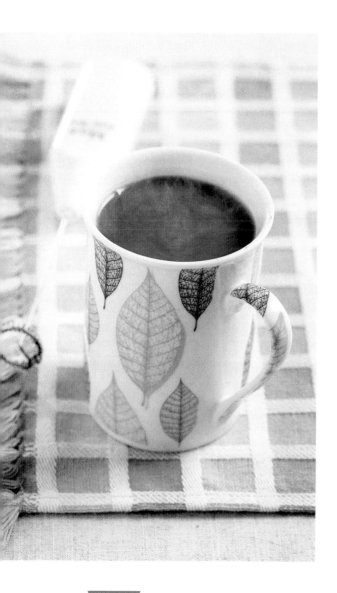

材料（一人份）

無糖可可粉 … 20g

鮮奶油 … 30g

無糖椰奶 … 50g

無糖即溶咖啡 … 15g

赤蘚糖醇 … 15g（也可省略）

作法

1 取一個小鍋倒入鮮奶油及椰奶，用中小火緩緩加熱至融合。

2 待鍋子稍微開始冒出蒸氣時，再加入即溶咖啡及可可粉攪拌均勻。

3 添加赤蘚糖醇並持續攪拌確認沒有結塊至沸騰。

4 沸騰後關火即完成，倒入杯中攪拌後飲用。

冷藏保存	每份				
	淨碳水化合物	脂肪	蛋白質	膳食纖維	熱量
1～2 天	5 g	27 g	6 g	0 g	296 kcal

提供飽足與能量的活力來源

防彈咖啡

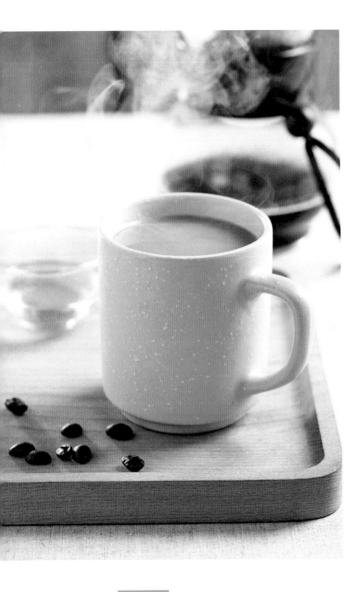

材料（一人份）
咖啡 … 180g
MCT 油 … 15g
草飼奶油 … 30g

作法

1 沖泡一杯咖啡，加入 MCT 油、草
   飼奶油，利用手持電動攪拌器或是
   果汁機攪拌均勻即可享用。

   Tips MCT 油的中鏈脂肪酸是椰子油的
        6 倍！最常做於防彈咖啡中，所以
        價格不斐。

冷藏保存	每份				
	淨碳水化合物	脂肪	蛋白質	膳食纖維	熱量
1～2 天	0 g	39 g	0 g	0 g	320 kcal

喝下酪梨的香濃好滋味

生酮酪梨牛奶

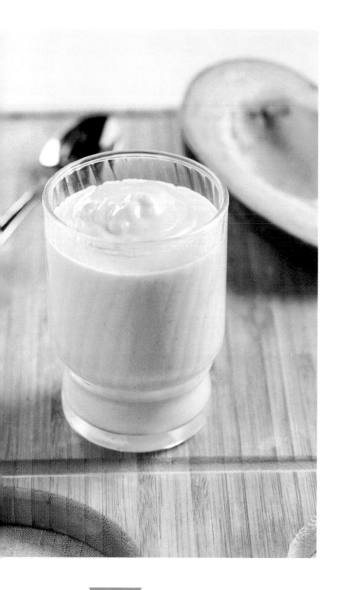

材料（一人份）

酪梨 … 200g（1 顆）
鮮奶油 … 100g
牛奶 … 100g
赤藻糖醇 … 10g
新鮮檸檬汁 … 5g

作法

1 將酪梨去核、去皮，取出果肉。

2 酪梨切成小塊放入果汁機中，再加入牛奶打成微微的液狀，再分次加入鮮奶油調整濃稠度。

3 視個人喜好加入赤藻糖醇或新鮮檸檬汁提味，即可飲用。

> Tips 由於酪梨不含糖分，市售的酪梨牛奶為了增加口感和味道，通常會加入布丁或少許的砂糖，如購買現打酪梨果汁，也需特別留意。

冷藏保存	淨碳水化合物	脂肪	蛋白質	膳食纖維	熱量
每份					
1～2 天	21.6 g	53 g	14 g	8 g	518 kcal

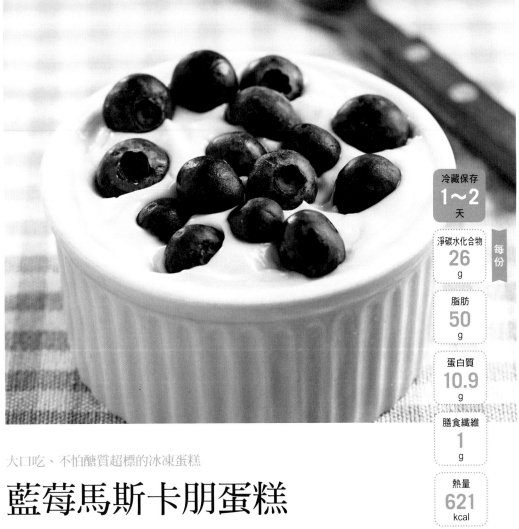

<table>
<tr><td>冷藏保存
1～2
天</td></tr>
</table>

	每份
淨碳水化合物 **26** g	
脂肪 **50** g	
蛋白質 **10.9** g	
膳食纖維 **1** g	
熱量 **621** kcal	

大口吃、不怕醣質超標的冰凍蛋糕

藍莓馬斯卡朋蛋糕

材料（一人份）

蛋黃 … 50g（2 個）

杏仁粉 … 20g

馬斯卡彭起司 … 30g

無鹽奶油 … 30g

檸檬 … 80g（1 個）

新鮮藍莓 … 適量

作法

1 將烤箱預熱至 150℃。

2 取一大碗放入馬斯卡彭起司，再將杏仁粉倒入，將蛋黃一邊加入一邊攪拌，混合軟化所有材料。

3 將 4 個約 125ml 的烤盅內抹上奶油（材料分量外），將步驟 2 的材料倒入一半的高度。

4 小烤盅放入深烤盤中後注入開水，開水高度到烤盅的一半，隔水烘烤 30 分鐘，直到稍微金黃色，但仍然有點濕潤像布丁彈性，小心從水中取出並放置冷卻。

5 最後將新鮮藍莓粒置頂即完成。

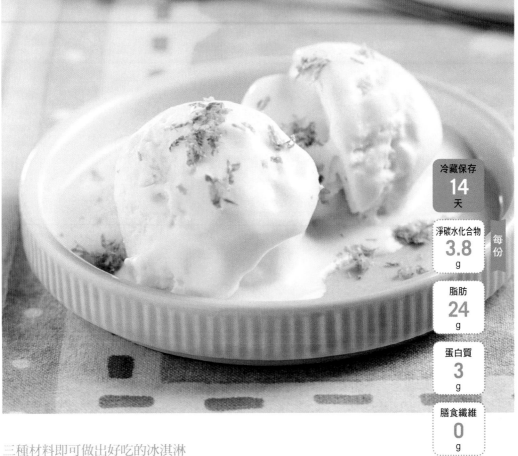

冷藏保存
14
天

淨碳水化合物
3.8
g

每份

脂肪
24
g

蛋白質
3
g

膳食纖維
0
g

熱量
234
kcal

三種材料即可做出好吃的冰淇淋

生酮冰淇淋

材料（一人份）
鮮奶油 ⋯ 25g
牛奶 ⋯ 80g

作法

1 將鮮奶油打至黏稠狀，可以拉起來不掉落即可。

2 把牛奶與鮮奶油攪拌，倒入容器中密封，放入冰箱冷凍 2 個小時以上，即完成生酮冰淇淋。

Tips 可以視個人喜好加上藍莓或是檸檬絲增添風味。

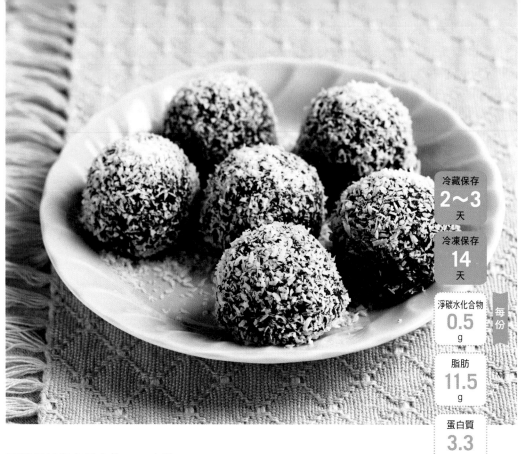

冷藏保存	
2〜3	
天	

冷凍保存	
14	
天	

淨碳水化合物
0.5
g

每份

脂肪
11.5
g

蛋白質
3.3
g

膳食纖維
3.2
g

熱量
126
kcal

用椰子粉做出雪白的一口小點

椰子巧克力

材料（六顆份）

雞蛋 … 55g（1 顆）

無鹽奶油 … 20g

杏仁粉 … 45g

赤蘚糖醇 … 15g

無鋁泡打粉 … 7g

無糖椰子粉 … 30g（2 湯匙）

可可粉 … 8g

椰奶 … 15g

作法

1 取一個小碗，將所有食材放入混合，攪拌均勻後分成六等份，再放入可微波的模型中。

2 以高溫微波加熱 1 分鐘後，取出觀察一下，再視情況追加時間。

3 完成後取出模型將蛋糕倒扣，輕輕敲出。

4 最後撒上椰子粉裝飾即完成。

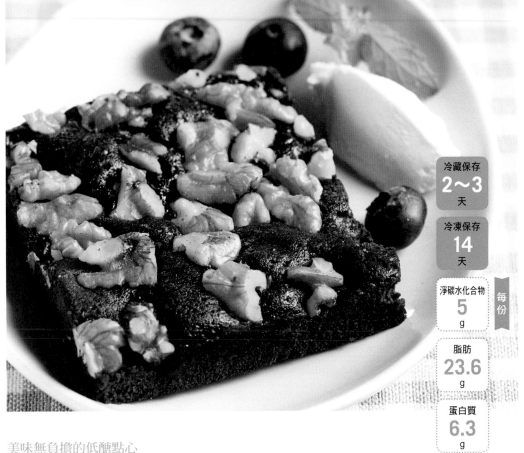

冷藏保存
2～3
天

冷凍保存
14
天

淨碳水化合物
5
g

脂肪
23.6
g

蛋白質
6.3
g

膳食纖維
1.5
g

熱量
260
kcal

每份

美味無負擔的低醣點心

生酮巧克力布朗尼

材料（六人份）

雞蛋 … 75g
奶油乾酪 … 72g
椰子油 … 45g
杏仁奶 … 15g
可可粉 … 24g
杏仁粉 … 45g
椰子粉 … 50g
赤蘚糖醇 … 5g

作法

1 烤箱預熱至 190℃。

2 取一大碗將雞蛋、奶油乾酪、椰子油、杏仁奶放入，攪拌混合成濕混合物。

3 取另一個大碗，將可可粉、杏仁粉、椰子粉、赤蘚糖醇放入，攪拌混合成乾混合物。

4 慢慢地將步驟 2 的濕混合物加入到步驟 3 的乾混合物中，並用抹刀輕拌均勻。

5 將麵糊倒入烤盤中抹平，送入烤箱烤約 30 分鐘，可用牙籤插入蛋糕體，如不沾黏即表示完成。

6 讓蛋糕冷卻 5 分鐘以上再切割，可以加入鮮奶油、堅果（材料分量外）享用。

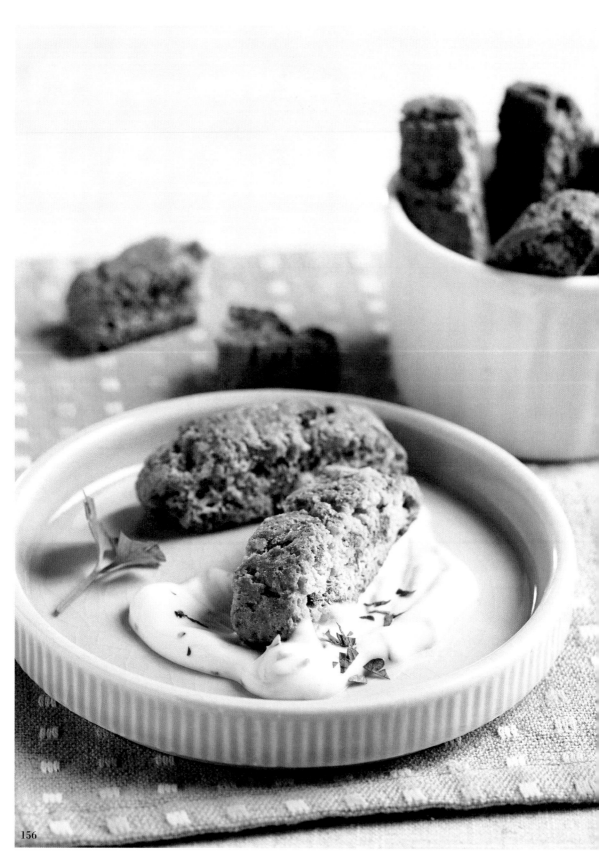

金黃酥脆的風味點心

義式雜糧巧克力棒

材料（十份）

雜糧粉 … 240g
杏仁粉 … 60g
無鹽奶油 … 20g
雞蛋 … 110g（2 顆）
巧克力豆 … 10g
赤蘚糖 … 15g
鹽巴 … 2g

作法

1 將烤箱預熱至 180℃，將巧克力豆、杏仁粉一起放入烤箱烘烤約 15 分鐘。
2 將蛋液打勻，加入赤蘚糖醇打到蛋液有點發白。
3 將鹽巴、雜糧粉過篩加入蛋液裡，用刮刀輕輕拌勻。
4 加入步驟 1 烤好的材料拌成麵團後，分成兩半塑形成長條狀。
5 送進烤箱烘烤約 25～30 分鐘，取出放涼後切成大約一公分寬的長條狀。
6 將餅乾擺盤後再一次送入烤箱繼續烘烤到兩面呈金黃色澤即完成。

冷藏保存
3～5
天

冷凍保存
30
天

淨碳水化合物
18.4
g
每份

脂肪
5
g

蛋白質
4
g

膳食纖維
1.6
g

熱量
1
kcal

低溫烘焙的香脆餅乾

這道餅乾是改良自義大利脆餅 Biscotti，這是一種需要經過兩次低溫烘焙的餅乾，才能成就出那種乾硬又獨特的口感與風味，是義大利的傳統小點。

▶ 很適合搭配上酸甜濃稠的希臘優格醬享用，別有一番風味。

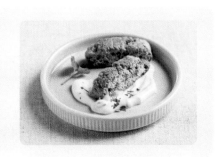

將食材攪拌均勻放入冰箱就完成了！

免烤椰子堅果條

材料（十份）

杏仁粉 … 120g

無鹽奶油 … 20g

腰果 … 30g

椰子粉 … 30g

赤蘚糖醇 … 50g

鹽 … 1g

作法

1 將無鹽奶油融化後加入杏仁粉混合，再加入鹽、赤蘚糖醇和椰子粉一起攪拌均勻備用。

2 將腰果稍微烤過會更香，再加入步驟 1 的麵團中攪拌混合。

3 在烤盤上鋪上烘焙紙，將椰子腰果麵團均勻攤平在上面並放入冰箱，冷藏至少 2 小時。

4 取出後切成條狀即完成。

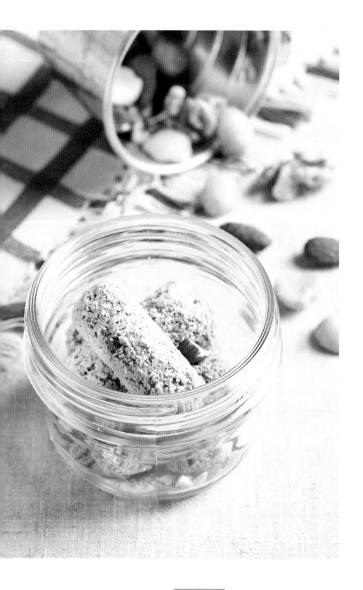

冷藏保存	冷凍保存	每份				
		淨碳水化合物	脂肪	蛋白質	膳食纖維	熱量
2～3 天	7 天	1.6 g	11 g	3.3 g	2 g	121 kcal

利用杏仁粉、巧克力豆做出的小餅乾

黑眼豆豆小圓餅

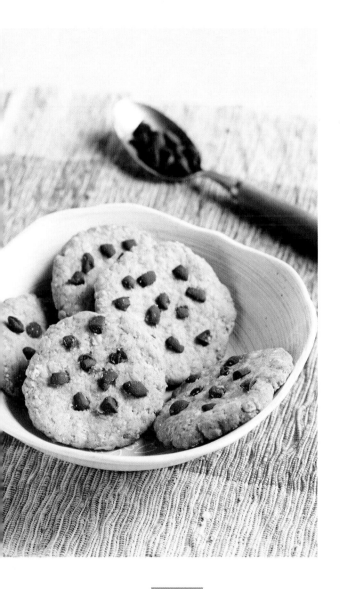

材料（五份）

雞蛋 … 55g（1 個）

杏仁油 … 50g

杏仁粉 … 10g

赤藻糖 … 50g

椰子粉 … 20g

巧克力豆 … 30g

海鹽 … 1g

作法

1 將烤箱預熱至 160℃。用烘焙紙鋪在烤盤上。

2 將所有材料放入碗中混合成麵團。

3 使用湯匙將麵糰均勻分成五等量。

4 將小麵糰放在烤盤上，用手掌輕輕壓扁，並放上一些巧克力豆。

5 送入烤箱烘烤 12 ～ 13 分鐘。

6 取出後冷卻即完成。

		每份				
冷藏保存	冷凍保存	淨碳水化合物	脂肪	蛋白質	膳食纖維	熱量
3～7 天	14 天	1.8 g	10 g	1.2 g	0.8 g	108 kcal

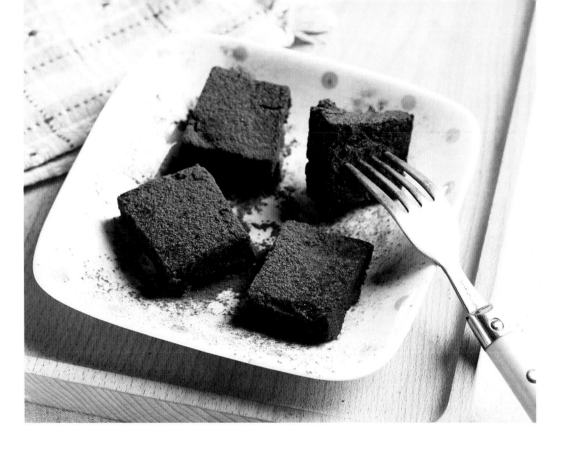

入口即化的甜蜜滋味

黑巧克力一口點心

材料（五人份）

杏仁粉 … 30g

雞蛋 … 55g（1顆）

無鹽奶油 … 45g

赤蘚糖醇 … 15g

可可粉 … 16g

黑克巧克力粉（裝飾用）… 10g

作法

1 將所有食材放入碗中攪拌均勻，再盛裝於可微波的平盤中。

2 放入微波爐，以高溫微波約一分鐘後，再觀察是否需要延長微波時間。

3 完成後取出待稍涼後，切割成小正方，輕輕撒上黑克巧克力粉即完成。

冷藏保存	冷凍保存	每份				
		淨碳水化合物	脂肪	蛋白質	膳食纖維	熱量
2～3天	14天	0.9 g	12 g	2.2 g	0.8 g	141 kcal

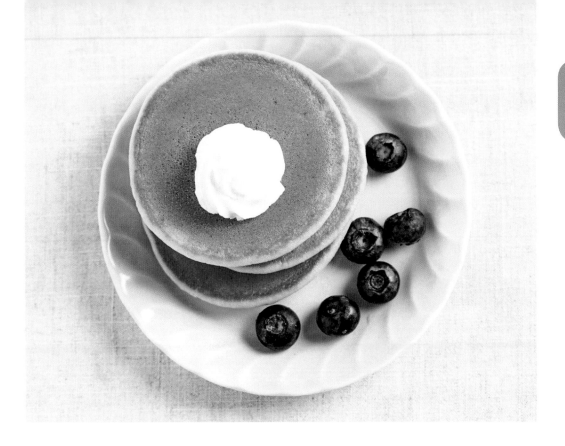

可以大口享用的可口鬆餅

生酮藍莓鬆餅

材料

黃豆蛋白粉 … 20g

希臘優格 … 80g

蛋白 … 75g（3 顆）

橄欖油 … 20g

無鋁泡打粉 … 2g

作法

1 將全部材料放入盆中攪拌均勻後，靜置 5 分鐘。

2 平底鍋加油熱鍋，以大湯匙盛起步驟 1 的麵糊放入，麵糊與麵糊之間需保持適當距離，方便翻面、避免互相沾黏。

3 待兩面煎成金黃色即可盛盤。

Tips 可以放上冰凍奶油或是新鮮水果搭配享用。

		每份			
冷藏保存 2～3 天	冷凍保存 7 天	淨碳水化合物 14 g	脂肪 54 g	蛋白質 28 g	膳食纖維 0 g	熱量 476 kcal

奶酪培根煎太陽蛋

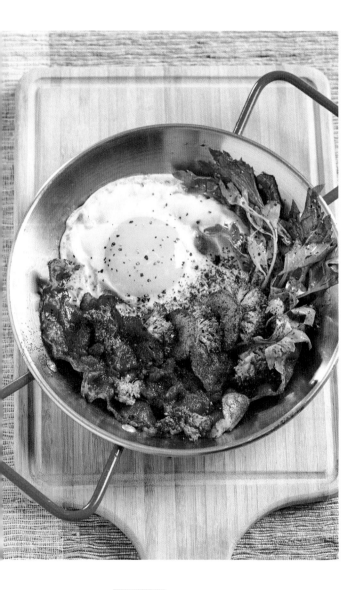

材料（一人份）

起司 … 30g

培根 … 100g（約 4 片）

無鹽奶油 … 20g

雞蛋 … 110g（2 個）

切碎的花椰菜 … 50g

切碎的芹菜 … 50g

鹽 … 0.5g

作法

1 將花椰菜、芹菜洗淨切成適口大小。

2 在煎鍋中以小火融化奶油，再加入花椰菜、芹菜和培根，拌炒 2 分鐘左右，直到培根變脆。

3 將鍋中食材撥到鍋緣，在中間打入雞蛋。

4 將雞蛋煎到想要的熟度，再將起司撒在上面，直到融化即可關火盛盤。

冷藏保存	每份				
	淨碳水化合物	脂肪	蛋白質	膳食纖維	熱量
2～3 天	4.1 g	63 g	42 g	1 g	788 kcal

老少皆宜的小鹹點

檸檬鮭魚餡餅

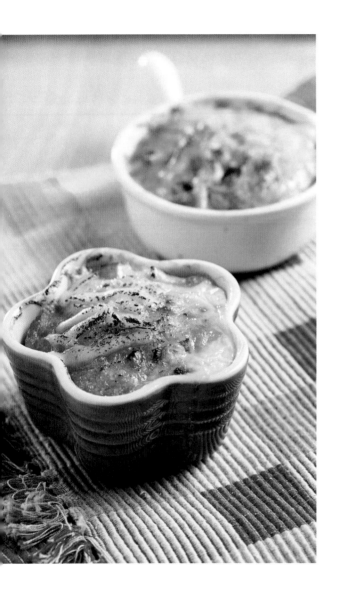

材料（二人份）

鮭魚塊 … 135g（2～3 塊）
雞蛋 … 55g（1 個）
青蔥 … 50g（1 根）
橄欖油 … 45g
新鮮檸檬汁 … 10g
鹽 … 適量
胡椒粉 … 適量

作法

1 取一平底鍋，倒入橄欖油將鮭魚煎熟，加入一點鹽和胡椒，順勢弄碎鮭魚。
2 將鮭魚碎肉連同鍋底魚油放入容器中，加入蔥花、蛋液、檸檬汁，混合均勻。
3 待稍涼後用雙手塑形成相同大小的餡餅。
4 橄欖油倒入鍋中以中小火預熱，將餡餅每面煎至金棕色即可盛盤。

冷藏保存	每份				
	淨碳水化合物	脂肪	蛋白質	膳食纖維	熱量
2～3 天	1.1 g	29 g	20.5 g	1 g	325.5 kcal

外食族怎麼吃？

掌握三原則，外食族也能也能輕鬆、健康吃生酮

＿＿＿＿＿＿＿＿＿＿＿＿＿＿＿＿＿＿＿＿＿＿＿＿＿＿＿＿＿＿＿

原始人沒有澱粉或糖可吃，所以沒有過胖的問題，但現代人被糖、澱粉及包裝食品所圍繞，開始進行低醣或生酮飲食時，會覺得綁手綁腳，舉目四望，總覺得好像沒有東西可以吃，肚子餓時無所適從。以下提供一些外食的原則，無法自己料理時，也可以聰明外食。

原則一 拒絕澱粉 & 糖質

米飯、粥、麵條、麵包、饅頭等主食，很容易就超過生酮飲食裡一日的碳水化合物的量，所以應避免食用。其他像是番薯、芋頭、南瓜也屬於澱粉類，而綠豆、薏仁、麥片等五穀雜糧類的碳水化合物比例相當高，也不建議食用。

一般市售的餅乾、甜點、飲料都使用精緻糖製作，糖分過高，應避免食用。隱藏在水果、料理裡的糖分也要留意，像是蜜汁排骨、滷味、淹漬小黃瓜等都會加入糖熬煮提味；而香蕉、鳳梨、荔枝、奇異果、水梨等水果的糖分高，也需留意並避免。

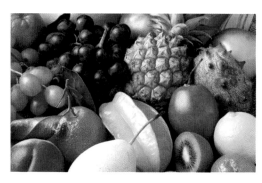

◀許多水果的糖分過高，需避免食用。

原則二　避免化學添加物與加工食物

　　「生酮飲食」是一種讓身體更健康的飲食方式，如果外食時為了求便利而吃進過多添加物或加工食品，實在是本末倒置。建議大家挑選食品時，留意外包裝的成分說明，有太多看不懂的成分標示時，就要考慮是否放棄食用。

原則三　隨身攜帶調味品

　　現在外食的餐廳、店家非常方便，讓外食族也能輕鬆落實生酮飲食，不過通常較難掌控的是油品的「質」與「量」，因為不知道店家使用的是什麼樣的油料理，也較難確保餐餐吃進足夠的油脂，所以建議大家可以隨身攜帶小瓶裝的油或是自製調味油醬，豐富生酮料理之外，也可以補充好的油脂。

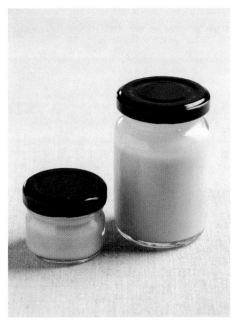

▲隨身攜帶自製油脂醬料，確認能夠補充足量的好油脂。

外食族的生酮實踐版

挑選低碳水食物，任何餐廳店家都能輕鬆外食

早餐店

傳統的中式早餐店，可以選擇無糖豆漿、荷包蛋、蔥蛋等，飯糰、包子、饅頭、米漿、燒餅油條需避免。

西式早餐店大多是漢堡、三明治、吐司，可以試著請店家去掉麵包，改點兩分肉或蛋。火腿是再製品，請斟酌。若有沙拉的話，請店員不要加千島醬，或改成油醋醬。飲料大多有加糖，無法調整，應避免。

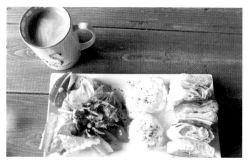

▲簡餐店可選擇沙拉、無糖飲料，避免麵包、馬鈴薯泥等澱粉類食物。

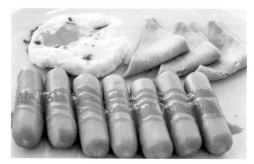

▲蛋、火腿、培根也是早餐的好選擇，不過火腿、培根大多為加工品，需斟酌食用。

便當店＆自助餐

到便當店最快速的點餐法就是「雞腿飯，不要飯」，肉品可以視個人喜好選擇，像是三層肉的油脂較豐富，是不錯的選擇，但需避免有甜味的滷汁。配菜如果能選擇時，盡量以綠色蔬菜、豆腐類、蛋類等能補充蛋白質的菜色為優先。

比起便當店，自助餐的菜色較多元，選擇性也較豐富，可以自行夾取肉類、綠色蔬菜等菜色。

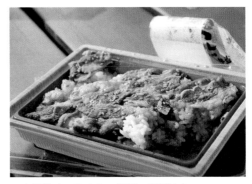

▲吃便當時，只吃肉、菜類，飯需捨棄。

便利商店

　　茶葉蛋為便利首選，沙拉、水果也很棒，若要加醬料時，需先看一下成分，幾乎所有的醬料都會加入一些化學品調和，所以平時能夠隨身自備醬料是比較理想的作法。

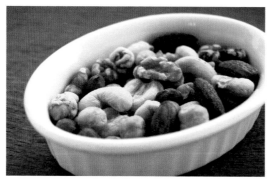

　　關東煮的白蘿蔔（菜頭）、香菇可以食用。豆製品的好壞較有爭議，因為大豆異黃酮的功過不一，且加工品製造過程及添加物無法管控，也請斟酌食用。

▲未調味堅果可作為止餓解饞的小點心。

麵食小館

　　麵館的生酮選擇也很多，像是牛肉湯、燙青菜、滷蛋、滷排骨或是豆干海帶等小菜，都能吃得美味又飽足。酸辣湯、大滷湯通常會以太白粉（澱粉類）勾芡，不建議食用。

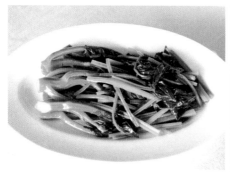
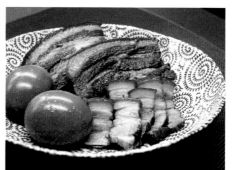

▲多吃燙青菜、滷蛋、三層肉，低碳又飽足。

火鍋店

　　點火鍋時，可以多吃魚、肉類，盡可能將火鍋料（加工食品）換成其他綠色青菜。飯、冬飯、甜點、甜湯需避免。

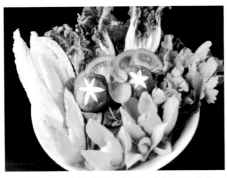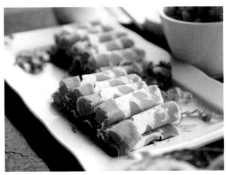

▲吃火鍋時，大量菇類、蔬菜、含油花的肉片，都是很好的選擇。

咖啡店＆簡餐店

　　主餐請店員不要附上麵包或馬鈴薯泥，只吃肉類和蔬菜類，或是選擇單純的沙拉生菜料理。飲料可以視有沒有加糖、甜不甜來決定。

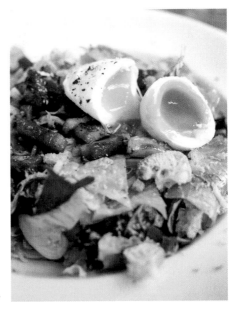

▶多吃生菜沙拉，可以補充膳食纖維。

食材索引

HealthTree 健康樹　健康樹系列 095

低醣‧生酮常備菜

作　　　者	彭安安 / 食譜設計
	賴美娟 / 食譜審訂
攝　　　影	子宇影像有限公司
總 編 輯	何玉美
選 題 企 劃	采實文化編輯部
主　　　編	紀欣怡
封 面 設 計	比比司設計工作室
內 文 排 版	許貴華

出 版 發 行	采實文化事業股份有限公司
行 銷 企 劃	黃文慧‧陳詩婷‧陳苑如
業 務 發 行	林詩富‧張世明‧吳淑華‧林坤蓉
會 計 行 政	王雅蕙‧李韶婉
法 律 顧 問	第一國際法律事務所　余淑杏律師
電 子 信 箱	acme@acmebook.com.tw
采實粉絲團	http://www.facebook.com/acmebook

Ｉ Ｓ Ｂ Ｎ	978-986-95256-2-6
定　　　價	350 元
初 版 一 刷	2017 年 9 月
劃 撥 帳 號	50148859
劃 撥 戶 名	采實文化事業股份有限公司
	104 台北市中山區建國北路二段 92 號 9 樓
	電話：(02)2518-5198
	傳真：(02)2518-2098

國家圖書館出版品預行編目資料

低醣.生酮常備菜 / 彭安安食譜設計 / 賴美娟食譜審訂. --
初版 . -- 臺北市：采實文化，2017.09
　面；　公分 . -- (健康樹系列；95)
ISBN 978-986-95256-2-6(平裝)

1. 健康飲食 2. 食譜

411.3　　　　　　　　　　　　　　　106013948

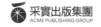